*Leit* faden

Impfungen

2., aktualisierte und ergänzte Auflage

Stephan Illing
Thomas Ledig

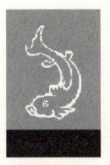

URBAN & FISCHER

München · Jena

Zuschriften und Kritik an:
Urban & Fischer, Lektorat Medizin, Karlstr. 45, 80333 München

Anschriften der Autoren:

Dr. med. Stephan Illing
Hermann-Löns-Weg 7
70736 Fellbach

Dr. med. Thomas Ledig
Im Hertergrund 7
71254 Ditzingen

Wichtiger Hinweis für den Benutzer:
Die Erkenntnisse in der Medizin unterliegen laufendem Wandel durch Forschung und klinische Erfahrungen. Herausgeber und Autoren dieses Werkes haben große Sorgfalt darauf verwendet, daß die in diesem Werk gemachten therapeutischen Angaben (insbesondere hinsichtlich Indikation, Dosierung und unerwünschten Wirkungen) dem derzeitigen Wissensstand entsprechen. Das entbindet den Benutzer dieses Werkes aber nicht von der Verpflichtung, anhand der Beipackzettel zu verschreibender Präparate zu überprüfen, ob die dort gemachten Angaben von denen in diesem Buch abweichen, und seine Verordnung in eigener Verantwortung zu treffen.

Die Deutsche Bibliothek – CIP-Einheitsaufnahme
Ein Titeldatensatz für diese Publikation ist bei Der Deutschen Bibliothek erhältlich.

2. Auflage 2000
© 2000 Urban & Fischer Verlag München · Jena

00 01 02 03 04   5 4 3 2 1

Planung: Dr. med. Thomas Hopfe
Projektmanagement und Lektorat: Dr. med. Felicitas Claaß
Herstellung: Sibylle Hartl, Valley
Satz: Utesch GmbH, Hamburg
Druck und Bindung: Clausen & Bosse, Leck
Umschlaggestaltung: prepress1ulm GmbH, Ulm

ISBN 3-437-21391-1

Aktuelle Informationen finden Sie im Internet unter der Adresse:
http://www.urbanfischer.de

Die Notwendigkeit, nicht einmal zwei Jahre nach dem ersten Erscheinen dieses Lightfadens eine neu überarbeitete zweite Auflage herauszugeben, werten wir als Hinweis darauf, wie dringend notwendig ein bewußt knapp und übersichtlich gehaltener Überblick über das Impfen für die tägliche Arbeit ist. Und wir freuen uns über die positive Aufnahme, die dieses Büchlein erfahren hat.

Andererseits kann ein solch praxisnaher Ratgeber nur dann befriedigende Hilfestellung leisten, wenn er so aktuell wie nur irgend möglich ist. Da seitens der Bundesärztekammer geplant ist, die Durchführung und Abrechnungsfähigkeit von Impfungen nicht mehr an Fachgrenzen zu binden (sofern eine Basisqualifikation im Rahmen eines Impfkurses nachgewiesen wird), können auf den einzelnen Impfarzt Fragen zukommen, für die er noch dringender ein übersichtliches Nachschlagewerk brauchen kann.

Die nun vorliegende neue Auflage nimmt Rücksicht auf die Neuerungen, die sich aus der Arbeit der Ständigen Impfkommission der Deutschen Ärzteschaft ergeben haben. Insbesondere sind aber auch neu auf den Markt gebrachte Impfstoffe berücksichtigt. In den Kapiteln zu den einzelnen Impfungen wurden kurze Verweise auf wesentliche epidemiologische Fakten eingearbeitet, und das Kapitel „Zukünftige Entwicklungen" wurde aktualisiert, ebenso wie der Abschnitt zur Fernreise-Beratung.

Wir danken dem Verlag Urban & Fischer dafür, daß er eine umfassende Überarbeitung nach so kurzer Zeit ermöglicht hat.

Fellbach und Ditzingen, im Juni 2000
S. Illing   T. Ledig

Auf dem Gebiet der Impfprävention haben sich in den vergangenen zwanzig Jahren zwei gegenläufige Entwicklungen abgezeichnet. Einerseits hat der Erfolg der Massenimpfungen gegen früher allgegenwärtige Erkrankungen wie Diphtherie oder Polio diese in unseren Breiten fast zum Verschwinden gebracht. Die Folge ist eine Art Impfmüdigkeit auf seiten der Patienten wie auch der Ärzte, denn wozu soll man noch impfen, wenn kaum eine reale Infektionsgefahr besteht?

Andererseits macht die rasante Entwicklung neuer Impfstoffe (HiB, azelluläre Pertussis – Vakzine, Hepatitis A und B, und in naher Zukunft vielleicht auch Borreliose, HIV und Malaria) das Feld immer unübersichtlicher. Es muß befürchtet werden, daß viele Patienten nicht in den Genuß eines wirksamen Schutzes vor Erkrankungen kommen, weil die sie betreuenden Ärztinnen und Ärzte sich mit der Auswahl der Impfungen für ganz bestimmte Patientengruppen und der Abwägung von Indikation und Kontraindikationen überfordert fühlen.

Es liegt zwar reichlich und qualitativ hervorragende Literatur für den Impfarzt vor. Leider mangelt es in der täglichen Arbeit in Klinik und Praxis jedoch an der Zeit, diese Literatur im Bedarfsfall heranzuziehen, um einen Patienten individuell beraten zu können.

Der vorliegende „Lightfaden Impfungen" kann und will nicht die intensive Auseinandersetzung mit den oft faszinierenden Grundlagen der Impfprävention ersetzen. Aber er soll ein täglicher Begleiter sein für alle Kolleginnen und Kollegen, die sich eine übersichtliche Hilfe durch den Dschungel der Indikationen, Kontraindikationen, der Impfabstände, -ausschlüsse, der Auffrischungstermine und natürlich auch des Angebotes von Impfstoffen auf dem Markt wünschen. Besonderen Wert haben wir auf den schnellen Zugriff auf einzelne Impfungen und auf die Aktualität der verwendeten Angaben gelegt. Dennoch können einzelne Angaben innerhalb weniger Wochen überholt sein, wie z. B. die Rücknahme eines FSME-Impfstoffs für Kinder oder der Austausch gegen die parenterale Polio-Impfung gezeigt haben. Wir versuchen, auf einige absehbare Veränderungen in dem Kapitel „Zukünftige Entwicklungen" hinzuweisen.

Wir danken dem Gustav-Fischer-Verlag und insbesondere unseren Lektoren Frau Dr. Knupfer und Herrn Dr. Jaus für die intensive und geduldige Unterstützung bei der Verwirklichung dieses Lightfadens.

Stuttgart und Ditzingen, im Juni 1998
S. Illing   T. Ledig

1 Impfungen alphabetisch

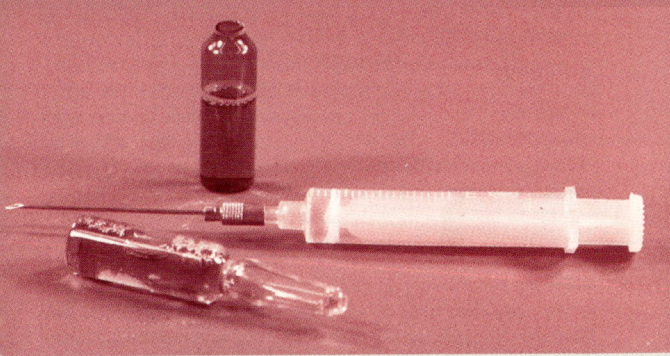

C

Steckbrief

Durch kontaminiertes Wasser (fäkal-oral) erworbene Infektion mit enterotoxinbildendem *Vibrio cholerae* (verschiedene Serotypen). In ca. 60 % der Fälle milde Enteritis-Symptomatik, in 20 bis 40 % schwere, akut verlaufende Dünndarmentzündung mit Fieber, Erbrechen, häufigen, reiswasserartigen Stühlen und rascher Elektrolytentgleisung, Dehydratation und Schock. Letalität > 20 % unter schlechter medizinischer Versorgung, < 1 % bei optimaler Therapie (Rehydratation, Antibiotika). Vorkommen in tropischen und subtropischen Gebieten, endemisch in Afrika und Indien, wiederholte Ausbrüche in Südasien, Südostasien, Mittel- und Südamerika.

Epidemiologie

Vibrionen kommen vor allem in küstennahem Salz- und Brackwasser vor. Infektion über Schalentiere (endemisch) oder direkt von Mensch zu Mensch (epidemisch). Als Reiseinfektion sehr selten; in Deutschland bei 3 bis 8 (importierte) Fälle pro Jahr.

Indikation

- Impfung mit derzeit verfügbarem Impfstoff unter medizinischen Gesichtspunkten obsolet und von der WHO nicht empfohlen.
- Einzige Indikationen sind ganz individuelle Schutzwünsche oder Forderungen von einzelnen Ländern bei Einreise von rundreisenden Touristen, die aus einem Cholera-Gebiet kommen.

Pro & Kontra

Pro: Schutz vor Infektion bei Reise in Endemiegebiete, sofern die hygienischen Grundregeln nicht eingehalten werden können.

Kontra: Impfung sollte nicht mehr bei der Einreise gefordert werden (WHO-Empfehlung 1973). Der verfügbare Totimpfstoff hat erhebliche Nebenwirkungen und ist sehr unzuverlässig.

Kontraindikationen

Allg.: ☞ S. 178 f. Spezielle: Schwangerschaft. Kinder < 6 Mon.

Impfstoff

Totimpfstoff mit vier inaktivierten Vibrio-Serotypen (Cholera-Impfstoff Behring; Chiron Behring).

Impfschutz

Schutzbeginn: *Real*: Kein wirksamer Schutz zu erwarten! *Amtlich*: 6 Tage nach Grundimmunisierung oder unmittelbar nach Wiederholungsimpfung.

Schutzdauer: Theoretisch 6 bis 12 Monate.

Erfolgsquote: Bestenfalls 50 %.

Grundimmunisierung & Auffrischung

Grundimmunisierung:
- Zwei Impfungen je 0,1 ml i.c. in 1 bis 2 Wochen Abstand.
- Subkutanimpfung im Ausnahmefall, dann 0,5–1,0 ml s.c.
- Abstände zu anderen Impfungen ☞ S.132f.

Auffrischung: Jährlich oder nach Bedarf. Schutzwirkung wird unmittelbar nach Wiederholungsimpfung angenommen.

Impfreaktionen

Bei i.c. Impfung mit Minimaldosis nur leichte lokale Reizung und Schmerz. Bei s.c. Impfung mit bis zu 1 ml heftige lokale (Schmerz, Schwellung, Erwärmung) und systemische Nebenwirkungen (Unwohlsein, Fieber).

Komplikationen

Allgemeine: ☞ S.149f. Spezielle: keine bekannt.

Tips & Fehlerquellen
- Wenn die Impfung allenfalls zur Erfüllung von Vorschriften einzelner Länder durchgeführt werden muß, sollte nur die minimal erforderliche Dosis (s.u.) gegeben werden.
- Zur Erlangung eines gültigen Impfzertifikates reicht eine einmalige Impfung mit 0,1 ml i.c. aus.
- Verdachts- oder Erkrankungsfall meldepflichtig.

Die orale Lebendvakzine ist in Deutschland noch nicht zugelassen (☞ Zukünftige Entwicklungen).

C ## Steckbrief

Das *Zytomegalie-Virus* (CMV) zählt zu den Herpesviren. Es wird vorwiegend durch direkten Körperkontakt (sexuell, andere Körpersekrete, intrauterin, perinatal) übertragen. Verlauf meist uncharakteristisch mit leichtem Fieber, evtl. Lymphknotenschwellung.

- Pränatale CMV-Infektion: Erstinfektion der Mutter in der Frühschwangerschaft kann zum Abort führen. Prinzipiell kann in der Schwangerschaft sowohl eine Erstinfektion als auch die Reaktivierung einer früheren Infektion der Mutter zu Embryopathien führen mit: Hepatosplenomegalie, Hyperbilirubinämie, Lymphozytose, Thrombozytopenie, Petechien, evtl. Anämie, Mikrozephalie, Enzephalitis und/oder Chorioretinitis.
- Etwa 1 % (0,2–2,4 %) aller lebendgeborenen Kinder ist CMV-infiziert, etwa jedes 9. davon hat Symptome. Da das CMV-Virus persistiert (je früher die Erstinfektion, desto häufiger), sind seropositive Personen immer als potentiell infektiös zu betrachten.
- **Cave:** Bluttransfusion bei Neugeborenen seronegativer Mütter; iatrogene Infektion durch CMV-kontaminierte Blutkonserven kann lebensbedrohlich werden!

Epidemiologie

- Die Durchseuchung bei jungen Erwachsenen beträgt abhängig vom Sozialstatus 40–90 %.
- Jährlich werden ca. 20–30 Fälle einer konnatalen CMV-Infektion gemeldet, bei hoher Dunkelziffer.

Indikation

- Abwehrgeschwächte, v. a. seronegative Pat. nach Transplantation.
- Neugeborene seronegativer Mütter bei Bluttransfusionen von Spendern mit unbekanntem CMV-Immunstatus.

Pro & Kontra

Pro: Indikationsimpfung.

Kontra: Es gibt keine ernsthaften Gegenargumente.

Kontraindikationen:

Allgemeine ☞ S. 178 f. Spezielle: keine.

Impfstoff

Ein aktiver Impfstoff steht derzeit nicht zur Verfügung. Es wäre sicher wünschenswert, zumindest Risikopatienten aktiv impfen zu können. Bei konkret faßbarem Infektionsrisiko ist die passive Prophylaxe mit Hyperimmunglobulin (Cytotect®, Biotest) möglich.

Impfschutz

Schutzbeginn: Bei rechtzeitiger Gabe (z.B. unmittelbar vor Bluttransfusion) besteht ein relativ guter Schutzeffekt. Hingegen kein Schutz durch z.B. passiv übertragene Antikörper der Mutter!

Schutzdauer: Wenige Wochen.

Erfolgsquote: Keine exakten Zahlen bekannt.

Grundimmunisierung & Auffrischung

Grundimmunisierung: Passiv, Cytotect® 1–2 ml/kg i.v.

Auffrischung: Entfällt.

Impfreaktionen

Wie bei allen Immunglobulinen.

Komplikationen

Wie bei allen Immunglobulinen.

Tips & Fehlerquellen

- Die wichtigste Maßnahme ist die Verwendung CMV-freier Blutkonserven für Risikopatienten, vor allem für Neu- und Frühgeborene, junge Säuglinge und Kinder unter zytostatischer Therapie oder mit Immundefekten.
- Patienten mit bekannter akuter CMV-Infektion bzw. Dauerausscheider sollten in der Klinik von anderen Risikopatienten isoliert werden. Außerdem dürfen sie nicht von Schwangeren versorgt werden, damit zumindest keine Erstinfektion in der Schwangerschaft riskiert wird.

Steckbrief

Erreger: *Corynebacterium diphtheriae* (toxinbildende Stämme), Übertragung durch Tröpfcheninfektion, Kontagionsindex 10–20%. Nasen- und Rachendiphtherie (90%) mit Rötung und Schwellung der Schleimhaut, Schluckbeschwerden, süßlich riechender Atem, Angina mit Pseudomembranen (grauweiße Flecken, die in bräunliche, konfluierende Beläge übergehen), lokale Lymphadenitis.

Ausbreitung der pseudomembranösen Entzündung auf Kehlkopf und Trachea (< 10%) mit vorwiegend inspiratorischem Stridor (Diphtherie-Krupp). Starke Schwellung der Halsweichteile. Akute Todesfälle durch Ersticken.

Andere lokale Diphtherie-Infektionen sind selten (z.B. Nabel bei Neugeborenen, Wunddiphtherie).

- Toxische Diphtherie: nach ca. 2 Wochen bis 2 Monaten auftretende toxinbedingte Komplikation mit Myokarditis, neurologischen Ausfällen, Leber- und Nierenerkrankung. Hohe Frühletalität und häufige Spätschäden.
- Toxinbildende Diphtheriestämme treten alle 30 bis 50 Jahre epidemieartig gehäuft auf, so daß auch schon vor Einführung der Impfung die Erkrankungs- und Komplikationshäufigkeit sehr stark schwankte (z.B. vor einigen Jahren Endemie in Osteuropa).

Epidemiologie

1990–1999 30 Fälle in Deutschland. Impfschutz 80% im 1. LJ, ca. 85–90% im 2. LJ, max. 98% bei Jugendl., < 50–70% der Erw., alte Bundesländer deutlich schlechter!

Indikation

Alle Personen.

Pro & Kontra

Pro: Verhinderung der schweren Erkrankung und ihrer Komplikationen.

Kontra: Ernsthafte Gegenargumente gibt es nicht.

Kontraindikationen

Allgemeine: ☞ S. 178 f. Spezielle: Keine.

Impfstoff

Diphtherie-Adsorbat-Impfstoff für Kinder und Erwachsene. In der Regel werden Kombinationsimpfstoffe verwendet:

- DT = Diphtherie-Tetanus in Kinderdosierung (DT-Impfstoff Behring für Kinder; DT-Impfstoff Mérieux für Kinder), bis zum 6. Lebensjahr.
- Td = Diphtherie-Tetanus in Erwachsenendosierung (Td-pur®, Chiron Behring; Td-Impfstoff Mérieux, Td-Rix®, Smith Kline Beecham, Td-Vaccinol®, Procter & Gamble), ab dem 6. Lebensjahr.

Kombinationen zusätzlich mit Pertussis/HiB/Polio IPV (☞ S. 136).

Impfschutz

Schutzbeginn: Frühester Schutz ca. 6 Wochen nach Beginn und Gabe von mindestens zwei Impfdosen, belastbarer Schutz ist erst nach voller Immunisierung anzunehmen. Gewünschter Schutztiter: Antitoxin-IgG > 0,1 IE/ml.

Schutzdauer: Nach vollständiger Grundimmunisierung 10 Jahre und länger.

Erfolgsquote: Ca. 90%, d.h. auch nach Immunisierung kann es zu einer (meist aber leichteren) Erkrankung kommen. Die schweren Komplikationen werden relativ sicher verhütet.

Grundimmunisierung & Auffrischung

Grundimmunisierung:

- Bei Kindern laut Impfplan im ersten Lebensjahr 3 Injektionen i. m., in der Regel kombiniert mit Tetanus, HiB, Pertussis, IPV. Im zweiten Lebensjahr Abschluß der Grundimmunisierung mit einer weiteren Injektion.
- Bei Erwachsenen: 3 Injektionen i. m., Monate 0 und 1–3 und 3–12.
- Abstände zu anderen Impfungen ☞ S. 132 f.

Auffrischung:

- Laut Impfplan bei Kindern im 5. bis 6. und im 11. bis 18. Lebensjahr, danach alle 10 Jahre.
- Bei Personen > 60 J. mit längerer Impflücke (keine Auffrischung

> 15 J.) sollte eine zweite Auffrischung ca. 3 Mon. nach der ersten gegeben werden, da die Immunantwort oft eingeschränkt ist.

D

Passive Immunisierung

Meist steht nur antitoxisches Tierserum (Pferd) zur Verfügung. Humanes Serum wäre prinzipiell verträglicher.
- Prophylaxe nach Kontakt Ungeimpfter: 3000 IE Antitoxin i. m.
- Therapie bei Erkrankung: 250–1000 IE/kg i. m., bei toxischer Diphtherie bis 2000 IE/kg möglich.

Cave: Allergische Schockreaktionen, bes. bei Pferdeallergie oder früherer Serumtherapie! Aus forensischen Gründen immer Verträglichkeit durch Intrakutantestung (0,1 ml der 1:10 verdünnten Lösung) feststellen.

Impfreaktionen

- Häufig lokale Schwellungen u. Rötungen, leichte Allgemeinsymptome.
- Allergische Reaktionen sehr selten, Reaktionen eher bedingt durch Fehlinjektion als Allergien (gegen Bestandteil des Impfstoffs).

Komplikationen

Vereinzelt schwere Impfreaktionen mit Neuritiden, Guillain-Barré-Syndrom, Thrombozytopenie, Glomerulonephritis, aber meist nicht zweifelsfrei kausal der Impfung zuzuordnen.
- Versehentliche i. v. Injektion kann Schockreaktion auslösen.
- Versehentliche s. c. Injektion des Adsorbat-Impfstoffes prinzipiell ungefährlich, aber verstärkte Lokalreaktion (sehr oft als Impfabszess fehlgedeutet).

Tips & Fehlerquellen

- Kinder mit schwerer Neurodermitis können sehr stark auf die Diphtherie-Impfung reagieren. Hier können eine Kontrolle der Impftiter und ein modifizierter Impfplan nötig werden (parallel oft schlechter Tetanus-Schutz!)
- Bei Verletzungen (und unklarem Impfstatus) möglichst Td-Impfstoff verwenden, nicht nur Tetanus!

Steckbrief

Erreger der Frühsommer-Meningoenzephalitis ist das *FSME-Virus*, ein Flavivirus. Natürliches Erregerreservoir sind Zecken (*Ixodes ricinus*, „Holzbock"), die besonders im Frühjahr, aber auch im Spätsommer aktiv sind. *Keine* Übertragung von Mensch zu Mensch. In 60–70% der Fälle ist der Verlauf asymptomatisch. Ansonsten Vorphase mit grippeähnlichen Symptomen, bei ca. 10% zweite Phase mit Enzephalitis, meningealer Reizung, evtl. Lähmungen ähnlich Polio, Leber- und Myokardbeteiligung. Langsame Erholung und bei ca. 10% bleibende Lähmungen. Letalität ca 1%, bei Kindern bessere Prognose bzw. milderer Verlauf und sehr selten Residuen.

- Klimatische/geographische Voraussetzungen: mittlere Jahrestemperatur > 8 °C, Meereshöhe bis 1000 m.
- Endemiegebiete: in Deutschland vor allem Bayern, Schwarzwald, oberes Rheintal, Neckartal, vereinzelt in Hessen, Mecklenburg, Brandenburg und anderen Ländern. Sehr verbreitet in Österreich, besonders Donauebene und Kärnten/Steiermark, Balkanländer, mittleres Osteuropa. (Abb. 1 u. 2).
- Auch in Endemiegebieten ist nur ca. jede 500.–1000. Zecke infektiös, allerdings mit hoher Kontagiosität. Die Verweildauer der Zecke nach dem Biß spielt keine Rolle, da die Viren unmittelbar nach dem Anbeißen übertragen werden können.
- Inkubationszeit 2–28 Tage (Durchschnitt 7–14 Tage).

Epidemiologie

Keine exakten Zahlen, Risiko regional sehr unterschiedlich; in Endemiegebieten jährlich bis zu 80 Erkr. je 100 000 Einw.

Indikation

- In Endemiegebieten als Routine-Impfung bei Kindern und Erwachsenen.
- Bei Personen mit starker Exposition (Waldarbeiter, Wohnlage, Freizeitgestaltung etc.).
- Indikationsimpfung vor Reisen in Endemiegebiete.

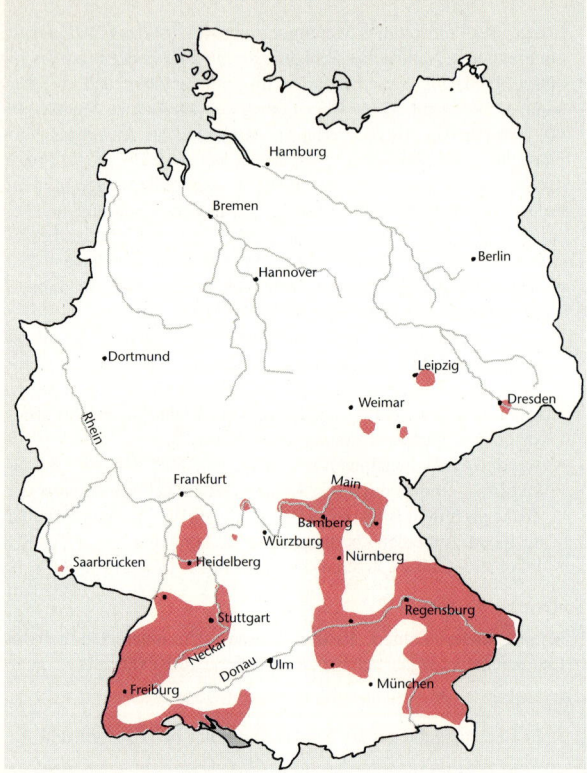

Abb. 1: ■ Verbreitung von FSME in Deutschland.
Nach Immuno, Heidelberg 1998.

F

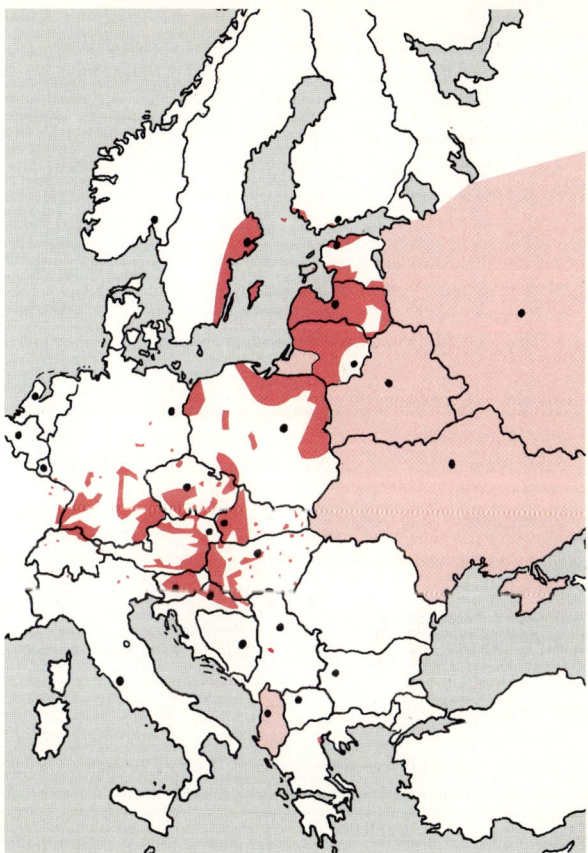

Abb. 2: Verbreitung von FSME in Europa.
FSME dokumentiert
FSME kommt vor, jedoch keine oder unzureichende Dokumentation
von Erkrankungen. Nach Immuno, Heidelberg 1998.

FSME (Frühsommer-Meningoenzephalitis)

Pro & Kontra

Pro: Bei richtiger Indikation keine ernsten Gegenargumente.

Kontra: In Gebieten mit geringer Wahrscheinlichkeit sollte vor allem bei Kindern Zurückhaltung geübt werden.

Kontraindikationen

Allgemeine: ☞ S. 178 f. Spezielle: Keine. (Hühnereiweißallergie ☞ S. 186 f.)

Impfstoff

Adsorbatimpfstoff aus inaktivierten FSME-Viren, auf Hühnerfibroblasten-Kulturen gezüchtet, hochgereinigt.
- Encepur® (ab 12. LJ, Chiron Behring).
- Tico Vac® für Erwachsene und Kinder (Baxter).

Impfschutz

Schutzbeginn: Antikörpernachweis frühestens 7 Tage nach der ersten Impfstoffgabe.

Schutzdauer: Nach vollständiger Immunisierung Schutz über mindestens 3 Jahre.

Erfolgsquote: Über 99 %.

Grundimmunisierung & Auffrischung

Grundimmunisierung: 3 Impfdosen i. m. in den Monaten 0 und 1–3 und 6–9. Schnellimmunisierung s. u.

Auffrischung: Nach 3–5 Jahren Encepur® bzw. nach 3 Jahren Tico Vac®.

Passive Immunisierung

Ein spezifisches Hyperimmunglobulin steht zur Verfügung (Encegam®, Centeon/Chiron Behring; FSME-Bulin®, Immuno). Es ist prinzipiell indiziert bei Reisen in endemische Gebiete, wenn ein aktiver Schutz nicht mehr aufgebaut werden kann bzw. die aktive Impfung kontraindiziert ist. Die Schutzrate beträgt in diesem Falle ca. 80 %.

Die **postexpositionelle Prophylaxe** (passive Immunisierung nach Zeckenbiß) ist problematisch. Auch wenn die Hyperimmunglobulingabe innerhalb der ersten Stunden erfolgt, besteht nur eine relativ geringe Schutzrate von ca. 60 %. Andererseits kann es trotz Prophylaxe zu schweren FSME-Verläufen kommen. Bei Kindern sind sogar die meisten schweren (paralytischen) FSME-Erkrankungen nach passiver Prophylaxe vorgekommen, während der Spontanverlauf der Erkrankung relativ gutartig ist. **Daher ist die passive Prophylaxe bei Kindern bis 14 Jahre derzeit kontraindiziert**! Erwachsene unmittelbar nach Biß (wenn der Betreffende aus einem Nicht-Endemiegebiet stammt und der Aufenthalt im Endemiegebiet < 3 Wo. vor dem fraglichen Biß war): 0,05 ml/kg i. m.; bis zum 2. Tag 0,1 ml/kg i. m.; bis zum 3.-4. Tag 0,2 ml/kg i. m.

F

Impfreaktionen

Bei ca. 10 % der Impfungen nach 12–48 Stunden: Kopfschmerzen, Fieber, Muskel- und Gelenkbeschwerden. Schwellungen, Rötungen und andere Lokalreaktionen.

Komplikationen

Meningitische Beschwerden nach 1–2 Tagen können bei 0,1 % der Impfungen auftreten. Auszuschließen sind dann virale oder bakterielle Meningitiden anderer Ursache, Virusinfektionen, Migräne, Borreliose, ggf. auch Tumor.
Neuritiden (und Aktivierung eines Guillain-Barré-Syndroms) lassen sich nicht eindeutig kausal der Impfung zuordnen.

Tips & Fehlerquellen

- Eine aktive Immunisierung unmittelbar nach Zeckenbiß hat aufgrund der kurzen Inkubationszeit keinen Sinn.
- Eine Schnellimmunisierung scheint wirksam zu sein. Encepur® 3 mal i. m., Tag 0 und 7 und 21, eine Wiederholungsimpfung nach einem Jahr. Oder: Tico Vac® 3 mal i. m., Tag 0 und 14 und nach 6 Monaten. Belastbarer Impfschutz: 14 Tage nach der 2. Impfung.
- Für Personen < 15 Jahre nur die halbe Impfdosis für die Erstimpfung verwenden.

Steckbrief

Durch Stechmücken (hauptsächlich Aëdes- und Haemagogus-Arten) übertragene *Flavivirus*-Infektion (Stadt- und Dschungel-Gelbfieber). Nach Inkubationszeit von 3 bis 6 Tagen akut einsetzende hochfieberhafte Erkrankung mit Myalgien, Leibschmerz, Nasenbluten, zunehmender Verwirrtheit oder Bewußtseinstrübung und Fortschreiten in Leber- und Nierenversagen. Leichte Verläufe mit Spontanheilung sind häufig, bei schwerem Verlauf jedoch in bis zu 60 % der Fälle letal. Im frühen Stadium kein serologischer Nachweis möglich, differentialdiagnostisch schwierige Abgrenzung von anderen akut fieberhaften Tropenerkrankungen (Malaria tropica, akute Virushepatitis, Dengue-Fieber).

Epidemiologie

Endemisch in Lateinamerika von Panama bis Bolivien einschließlich südliches Brasilien, sowie in Afrika 15 Grad nördlich und südlich des Äquators. Jährlich ca. 200000 Erkrankungs- und 30000 Sterbefälle. Als importierte Reiseerkrankung sehr selten (0–1 Fall jährlich in Deutschland).

Indikation

- Reisende in Länder im Gelbfiebergürtel (Lateinamerika von Panama bis Bolivien einschließlich südliches Brasilien, Afrika 15° Nord bis 15° Süd; Abb. 3 u. 4).
- Epidemiologisch wichtige Impfung, um Ausbreitung des Virus in Länder zu verhindern, in denen als Überträger in Frage kommende Stechmücken existieren.

Pro & Kontra

Pro: Pflichtimpfung bei Einreise in viele Länder, wenn der Reisende aus einem Gelbfieberendemiegebiet kommt (auch bei nur kurzem Stop ohne Aufenthalt, z.B. Zwischenlandung!). Individueller Schutz bei Reise in Endemiegebiete. Sehr gute Verträglichkeit.

Kontra: Es gibt keine ernsthaften Gegenargumente.

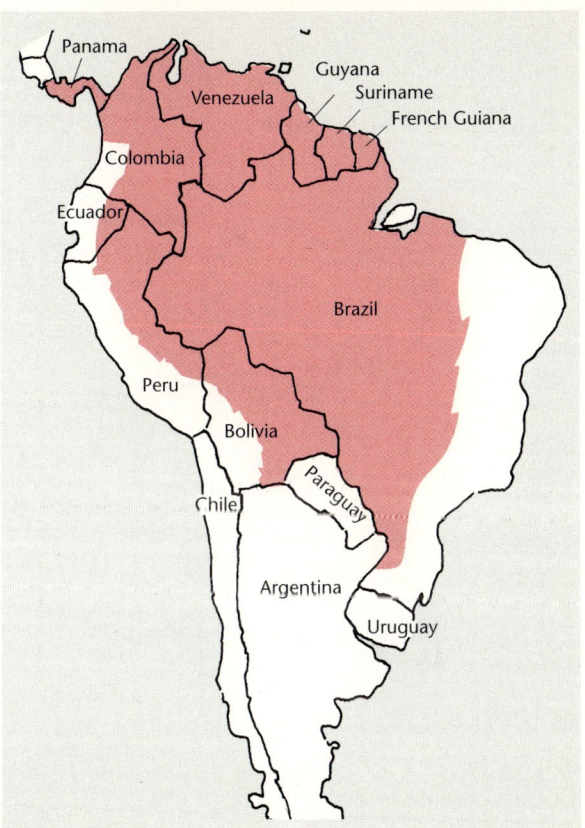

Abb. 3: ■ Gelbfieber Endemiegebiete in Süd- und Mittelamerika. Nach WHO 1998.

G

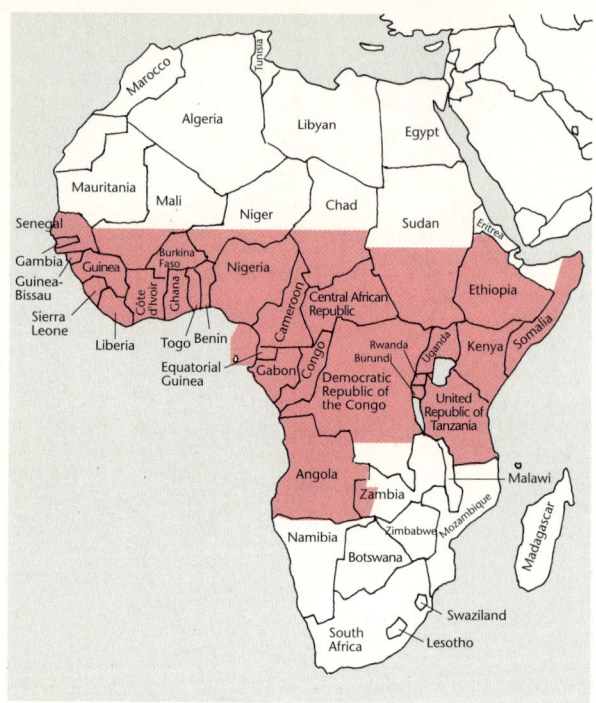

Abb. 4: ▨ Gelbfieber-Endemiegebiete in Afrika. Nach WHO 1998.

Kontraindikationen

- Allgemeine: ☞ S. 178 f.
- Absolute: zellulärer Immundefekt (angeboren, HIV-Infektion), Leukämien, Lymphome, Zytostatika- oder Strahlentherapie, Kinder unter 6 Monate.
- Relative: Schwangerschaft (Impfung möglichst vermeiden), chronische neurologische Erkrankungen wie multiple Sklerose, gesicherte und klinisch relevante Hühnereiweißallergie.
- Eine Gelbfieberimpfung ist für HIV-infizierte Personen grundsätzlich kontraindiziert. Ist eine Reise in ein Endemiegebiet jedoch unabdingbar, kann bei CD4+-Zahlen von > 200/µl eine Impfung nach den bisherigen Erfahrungen wahrscheinlich gefahrlos durchgeführt werden.

G

Impfstoffe

Lebendimpfstoff aus attenuiertem Gelbfiebervirus (Gelbfieber-Lebendimpfstoff des Robert-Koch-Instituts und Stamaril®, Pasteur Mérieux).

Impfschutz

Schutzbeginn: 10 Tage nach Erstimpfung; bei Wiederholungsimpfung innerhalb von 10 Jahren unmittelbar mit dem Tag der Wiederholungsimpfung.

Schutzdauer: 10 Jahre.

Erfolgsquote: Größer als 90%.

Grundimmunisierung & Auffrischung

Grundimmunisierung:
- Einmalige Impfung 0,5 ml s.c.
- Abstände zu anderen Impfungen ☞ S. 132 f. Impfungen mit anderen **Lebendimpfstoffen** sollten entweder gleichzeitig oder mit ca. 4 Wochen Abstand von der Gelbfieberimpfung durchgeführt werden.
- Nach Immunglobulingabe mindestens 3 Monate warten.

Auffrischung: Alle 10 Jahre.

Gelbfieber

Impfreaktionen

Leichte lokale Reizung, subfebrile Temperaturen, Abgeschlagenheit, Gliederschmerzen.

Komplikationen

Allgemeine: ☞ S. 149 f. Spezielle: sehr selten Enzephalitis.

Tips & Fehlerquellen

- Bei signifikanter Hühnereiweißallergie von Gelbfieberimpfstelle (Gesundheitsamt oder lizensierte Impfstelle) internationalen Freistellungsvermerk ins Impfbuch eintragen lassen. Die Einreise in Länder, die die Gelbfieberimpfung fordern, kann ohne Impfnachweis verweigert werden! (Anerkennung des Freistellungsvermerks vor der Reise klären.)
- Bei Planung einer Reise Gelbfieberimpfung möglichst frühzeitig vornehmen (Schutzbeginn erst nach 10 Tagen!).
- Erkrankungs- oder Todesfall meldepflichtig.

Steckbrief

Fäkal-orale Übertragung des RNA-Virus (Familie *Picornaviridae*) durch kontaminierte Speisen, Getränke, Spülwasser, selten durch Wischinfektion, Geschlechtsverkehr oder Blutprodukte. Akute Infektion verläuft nach Inkubationszeit von 15–45 Tagen in 70–90 % der Fälle oligosymptomatisch (grippeähnliche Erkrankung) oder asymptomatisch („stille Feiung"), im Rest der Erkrankungsfälle Fieber, Abdominalbeschwerden, Erbrechen, Diarrhö und Ikterus unterschiedlicher Ausprägung. Praktisch immer vollständige Genesung unter Hinterlassung einer lebenslangen Immunität. Bis in die 60er Jahre häufige (inapparente) Infektionen mit hoher natürlicher Durchseuchung (ca. 40 % der über 40jährigen). Durch weiter gestiegene Hygiene hat der Anteil der Personen mit natürlicher Immunität stark abgenommen. Höchste Infektiosität 2 Wochen vor Symptombeginn, Virusausscheidung bis zu 6 Wochen nach Erkrankung.

Cave: In bis zu 0,3 % fulminant-letale Verläufe mit Leberzerfallskoma. Besonders häufig bei chronischen Lebererkrankungen und vorbestehender Hepatitis B und/oder C.

Epidemiologie

In den 50er Jahren waren 80–90 % der Kinder und Jugendlichen infiziert. Derzeit werden jährlich zwischen 5000 und 6000 Erkrankungen gemeldet (hohe Dunkelziffer!), davon stehen gut 50 % in engem Zusammenhang mit einer Auslandsreise.

Indikation

- Reisende in Länder mit niedrigem Hygienestandard.
- Medizinisches und Pflegepersonal, sofern Kontakt mit menschlichen Ausscheidungen.
- Arbeitende und Bewohner in Gefängnissen, in Heimen und Pflegeeinrichtungen, in Kindergärten u. ä.
- Arbeitende in Kanalisation und Abwasserwirtschaft.
- Tätige in lebensmittelverarbeitenden Betrieben, Kantinen usw.
- Patienten mit chronischer Hepatitis B oder C oder anderen Lebererkrankungen, sofern serologisch negativ für HAV, Risikopatienten (z. B. intravenöser Drogenmißbrauch)

H

- Nur bedingt: nach Exposition für Kontaktpersonen von akut Erkrankten, Riegelungsimpfung bei Epidemien.

Pro & Kontra

Pro: Schutz vor den seltenen schweren Verläufen, die besonders bei vorbestehenden Lebererkrankungen auftreten können. Übertragungsmöglichkeit bei inapparenter Infektion oder Exposition wird ausgeschlossen. Unbedingt angezeigt bei Umgang mit potentiell HAV-kontaminiertem Material (Kanalisationsarbeiter, medizinisches sowie Pflege-, Laborpersonal).

Kontra: Hepatitis A verläuft im allgemeinen gutartig; Wildinfektion hinterläßt lebenslange Immunität. Infektionsrisiko unter guten bis sehr guten hygienischen Bedingungen äußerst gering.

Kontraindikationen

Allgemeine: ☞ S. 178 f. Spezielle: abgelaufene Hepatitis A.

Impfstoff

Totimpfstoff aus standardisiertem inaktiviertem Hepatitis-A-Virus.
- Niederantigen für Kinder: Havrix® 720 Kinder (Smith Kline Beecham/SSW Dresden); EPAXAL® (NIDDApharm) .
- Hochantigen:
  Für Erwachsene: Havrix® 1440 (Smith Kline Beecham/SSW Dresden), 1 ml à 1440 Antigen-Einheiten, und Vaqta® (Pasteur Mérieux MSD/Chiron Behring), 1 ml à 50 IE HAV.
  Für Kinder: Vaqta® K pro infantibus (Pasteur Mérieux MSD/Chiron Behring), 0,5 ml à 25 IE HAV.
- Kombination Hepatitis A und B: Twinrix® Erwachsene und Twinrix® Kinder (Smith Kline Beecham/SSW Dresden).

Impfschutz

Schutzbeginn:
- Niederantigener Impfstoff: 1–2 Wochen nach 2. Impfung.
- Hochantigener Impfstoff: 1 Woche nach 1. Impfung.

Schutzdauer: 5–10 Jahre.

Erfolgsquote: 80–90 %.

Grundimmunisierung & Auffrischung

Grundimmunisierung:
Impfung i.m., in Ausnahmefällen auch s.c. möglich (Marcumarbehandlung, Blutungsneigung).

- Niederantigener Impfstoff: Monate 0 und 1 und 6.
- Hochantigener Impfstoff: Monate 0 und 6–18.
- Kombination Hepatitis A und B: Monate 0 und 1 und 6.
- Abstände zu anderen Impfungen ☞ S. 132 f.

Auffrischung: Eine Impfdosis alle 5–10 Jahre.

Impfreaktionen

Selten lokale Reizung, subfebrile Temperaturen, Abgeschlagenheit,
Gliederschmerzen.

Komplikationen

Allgemeine: ☞ S. 149 f. Spezielle: sehr selten Guillain-Barré-Syndrom, Vaskulitis.

H

Tips & Fehlerquellen

- Unmittelbar postexpositionelle Impfung mit hochantigenem
  Aktiv-Impfstoff hat noch protektive Wirkung.
- Bei Personen über 40 Jahren Immunstatus im Zweifelsfall se-
  rologisch überprüfen (anti-HAV-IgG).
- Bisher sind keine schweren Verläufe bei Impfung trotz durch-
  gemachter HAV-Infektion bekannt. Trotzdem sollte eine sol-
  che Impfung sicherheitshalber vermieden werden.
- Erkrankungs- und Todesfall meldepflichtig.

Hepatitis A (passive Immunisierung)

Steckbrief

Siehe Hepatitis A, aktive Immunisierung.

Indikation

Reisende in Länder mit niedrigem Hygienestandard, wenn für die aktive Immunisierung keine Zeit bleibt oder nur ein vorübergehender Schutz gewünscht wird.

Pro & Kontra

Pro: Vorbeugung bei unmittelbar bevorstehender Reise, wenn weniger als zwei Wochen zur Verfügung stehen. Riegelungsimpfung bei Epidemien, Überträgerstatus bei inapparenter Infektion oder Exposition wird minimiert.

Kontra: Kurz anhaltende Schutzdauer. Große Impfdosis (5 ml und mehr), anaphylaktische Reaktionen möglich.

Kontraindikationen

Allgemeine: ☞ S. 178 f. Spezielle: nicht möglich bei Antikoagulation oder schweren Gerinnungsstörungen.

Impfstoff

Erwachsene: polyvalentes Immunglobulin z. B. Beriglobin® S (Chiron Behring) oder spezifisches Anti-HAV-Immunglobulin: Gammabulin Immuno s® (Immuno).
Kinder: Beriglobin S® oder Gammabulin Immuno s®, an Körpergewicht angepaßt.

Impfschutz

Schutzbeginn: Sofort.
Schutzdauer: 3 bis maximal 6 Monate.
Erfolgsquote: Ca. 60%.

Grundimmunisierung & Auffrischung

Grundimmunisierung:

- Beriglobin® S: Postexpositionsprophylaxe oder Reise- bzw. Expositionsdauer unter 2 Monaten: 1 mal 0,02 ml/kg. Reise- bzw. Expositionsdauer über 2 Monate in Gebieten mit hohem Risiko: 1 mal 0,06 ml/kg.
- Gammabulin Immunos® : Erwachsene und Kinder 1 mal 2 ml i.m.

Auffrischung: Bei Reise- bzw. Expositionsdauer über 4 Monaten Immunisierung regelmäßig wiederholen, empfohlen alle 3 Monate.

Impfreaktionen

Lokale Reizung an Injektionsstelle. Selten anaphylaktoide Reaktion auf Impfstoff.

Komplikationen

Allgemeine ☞ S. 149 f. Spezielle: keine bekannt.

H

Steckbrief

Erreger ist das *HBV-Virus*, ein leberspezifisches DNA-Virus. Außer einigen Affen ist der Mensch das einzige Erregerreservoir. Virusübertragung durch Blut oder Körpersekrete (Speichel, Vaginalsekret, Sperma, Urin, Muttermilch). Im medizinischen Bereich sind Blut, Blutprodukte, nicht ausreichend sterilisierte Geräte, in der Alternativmedizin aber auch Akupunkturnadeln oder Ozonisierungsgeräte von Bedeutung. Die Kontagiosität ist sehr hoch (< 0,01 µl Blut!). Inkubationszeit 30–180 Tage, meist 1–3 Monate. In ca. 60% der Fälle ist der Verlauf anikterisch und subklinisch. Ansonsten uncharakteristische Prodromi, dann Appetitlosigkeit, Übelkeit, Erbrechen, Müdigkeit. Mit Einsetzen des Ikterus Stuhlentfärbung und dunkler Urin, Juckreiz, eventuell Exanthem. Leber groß und druckschmerzhaft.

Krankheitskomplikationen:

- Fulminante Hepatitis bis zum tödlichen Leberversagen (< 0,1% der Fälle, bei Säuglingen häufiger).
- Chronisch persistierende Hepatitis: relativ gutartig verlaufende chronische Infektion. Von den Virusträgern geht ein hohes Infektionsrisiko aus! Insgesamt sind ca. 0,7% der deutschen Bevölkerung betroffen und bleiben somit infektiös. Die Entwicklung einer chronisch persistierenden Hepatitis B ist abhängig vom Infektionszeitpunkt und veringert sich mit zunehmendem Lebensalter:

Neugeborene	90%
Säuglinge	60–80%
Kleinkinder	30–40%
Erwachsene	5–10%

- Chronisch aggressive Hepatitis: fortschreitende vernarbende Leberentzündung mit Übergang in Zirrhose.
- Leberzellkarzinom: Spätfolge! Primäres Karzinom der Leber ist meist Folge einer früheren Hepatitis-B-Infektion!

Epidemiologie

- Ca. 50000 Neuerkrankungen/Jahr, $\frac{2}{3}$ davon außerhalb der „Risikogruppen" und 10% vor dem 16. LJ.
- Impfschutz bei Einschulung ca. 10% (1998!), mit steigender Tendenz.

Indikation

Alle Kinder (Routineimpfung, ☞ Impfplan). Indikationsimpfung für gefährdete Personen (medizinisches Personal, Heimunterbringung, Dialyse, Risikogruppen, Reisende). Alle Pat. mit chron. Lebererkrankungen.

Eine Impfung aller Bevölkerungsteile sollte angestrebt werden. Postexpositionell (Simultanimpfung) ist die Impfung indiziert u. a. bei Neugeborenen HBsAG-positiver Mütter (dann unmittelbar nach Geburt und nicht erst nach Plan), nach Verletzungen mit Kontaminationsgefahr, auch nach Bißverletzungen in Kindergarten oder Schule.

Pro & Kontra

Keine ernsthaften Gegenargumente.

Kontraindikationen

Allgemeine: ☞ S. 178 f. Spezielle: keine, auch in Schwangerschaft und Stillzeit möglich.

Impfstoff

Gentechnologisch hergestelltes Oberflächenantigen des Hepatitis-B-Virus. Die ersten Impfstoffe wurden aus Plasma infizierter Personen gewonnen.

- Engerix B®/Engerix B-Kinder® (20/10 µg; SmithKline Beecham SSW)
- Gen-H-B-Vax®/Gen-H-B-Vax-K® für Kinder, Gen-H-B-Vax-D® für Dialysepatienten (10/5/40 µg; Pasteur Mérieux MSD/Chiron Behring)
- In Kombination mit Hepatitis A: Twinrix® Erwachsene und Twinrix® Kinder.

Alle Impfstoffe zur i. m. Injektion, in Ausnahmefällen (Hämophilie, Antikoagulationstherapie) ist eine s. c. Gabe oder sogar i. c. Injektion des Impfstoffs möglich (dann 10 % der normalen Impfdosis und Titerkontrolle). Impfstoffe können innerhalb einer Impfserie ausgetauscht werden. Eine höhere Impfdosis scheint bei Säuglingen und Kindern zu höheren/längerdauernden Titeranstiegen zu führen.

H

Impfschutz

Schutzbeginn: Kontrolle des Impferfolges 4 Wochen nach abgeschlossener Grundimmunisierung (Serumtiter sollte über 10 IE/l Anti-HBs liegen).

Schutzdauer: Individuell unterschiedlich (meist über 3 Jahre).

Erfolgsquote: Bei immunologisch gesunden Personen nahezu 100 %. Dialysepatienten und andere immunologisch beeinträchtigte Personen reagieren schlechter (immer Titerkontrolle!).

Grundimmunisierung & Auffrischung

Grundimmunisierung:

- Kinder im Rahmen des Impfplans: 3 mal je 1 Impfdosis i.m.; Beginn ab 2. Lebensmonat, dann 5. und 12. Lebensmonat.
- Erwachsene: 3 mal je 1 Impfdosis i.m.; Monate 0 und 1 und 6. Sehr selten ist *keine* Serokonversion zu erreichen.
- Bei schnell gewünschtem Impfschutz z.B. vor Reisen Monate 0 und 1 und 2, dann Auffrischung nach 12 Monaten. Zwischen zwei Injektionen sollte eine Abstand von 4 Wochen nicht unterschritten werden.

Auffrischung: Eine Auffrischungsimpfung wird (bei fortbestehendem Risiko) alle 10 Jahre empfohlen.

Titerkontrolle: Nur bei beruflich Exponierten, sowie HIV-Pat., Dialyse-Pat.:

< 100 IE/l → Auffrischung
> 100 IE/l → Auffrischung nach 10 J.

Passive Immunisierung

Spezifische Immunglobuline z.B. Hepatect® (Biotest) 5–10 IE/kg zur i.v. Gabe; Hepatitis-B-Immunglobulin® (Chiron Behring) 10–20 IE/kg zur i.m. Gabe (Neugeborene 200 IE).

Indikation: Neugeborene infektiöser Mütter, nach akzidenteller Inokulation von infektiösem Material (z.B. Fixerspritze), Verletzung von nichtgeschützem medizinischem Personal nach Kontakt, Dialysepatienten ohne ausreichenden aktiven Impfschutz.

Gute Schutzwirkung, wenn Applikation sofort nach Geburt bzw. nach Exposition. Immer gleichzeitig aktive Immunisierung beginnen.

Sonstige Schutzmaßnahmen

Zuverlässige Hygienemaßnahmen in Praxis und Klinik. Kein Recapping gebrauchter Kanülen, sondern Abwurf in stichsichere Behälter. Kondome verwenden. Keine i. v. Drogen. Kein Sextourismus.

Impfreaktionen

Allgemeinsymptome wie Kopfschmerzen, leichtes Fieber sowie Lokalsymptome an der Injektionsstelle sind häufig.

Komplikationen

- Gelenkschwellungen 7–10 Tage nach Impfung bei weniger als 1 %, abzugrenzen von anderen Ursachen. Meist spontan sistierend, ggf. Schmerzmittelgabe.
- Neurologische Reaktionen (Guillain-Barré-Syndrom ☞ S. 158) sind allenfalls unspezifisch bedingt und nicht sicher zuzuordnen.
- Ein Transaminasenanstieg ist meist anderweitig bedingt und bisher durch die Impfung nicht sicher nachgewiesen.
- Ein Leberzellkarzinom tritt durch die Impfung nicht auf!
- Auch durch die früheren aus Spenderblut gewonnenen Impfstoffe ist kein einziger Fall einer Übertragung von HBV, HIV oder anderen Infektionen nachgewiesen.
- Zusammenhang Sehstörungen (Opticus neuritis) sehr selten diskutiert. Aufgrund bisheriger Daten eher zufälliges Zusammentreffen bzw. Symptom einer später manifesten MS.

H

Tips & Fehlerquellen

- Durch die Impfung werden nur Anti-HBs-Antikörper induziert. Treten Anti-HBc-Antikörper auf, hat vor oder trotz der Impfung eine echte HBV-Infektion stattgefunden!
- Injektionsort: Die erreichten Titer sind am höchsten bei Injektion in den M. deltoideus, bei Säuglingen/Kleinkindern alternativ in den lateralen Oberschenkel.
- Die Kombination Hep. A/Hep. B kann zwar bei Kindern ab 1 Jahr möglich, aber nicht generell empfohlen, da der ,,normale" Impfplan Vorrang hat. Kombination daher nur bei Nachimpfung/Erstimpfung älterer Kinder bevorzugt einsetzen.

Steckbrief

Haemophilus influenzae des Kapseltyps B (HiB) ist häufig anzutreffen bei Infekten der oberen Atemwege. Invasive HiB-Erkrankung bei 0,2% aller Kinder unter 6 Jahren: Epiglottitis (hohes Fieber, stridoröse Atmung, Speichelfluß), Mortalität hoch durch Atemstillstand. Meningitis: sehr oft mit Defektheilung (Taubheit, psychomotorische Behinderung, Hydrozephalus); HiB bei Kleinkindern häufigster Meningitiserreger!

Epidemiologie

- Vor Einführung der Impfung ca. 1 invasive HiB-Erkrankung pro 500 Kinder in den ersten 5 LJ; inzwischen nur noch Einzelfälle.
- Impfschutz (Durchimpfungsgrad) 60–80% (1998).

Indikation

Alle Säuglinge bzw. Kleinkinder.

Pro & Kontra

Pro: Seit Einführung der Impfung nur noch vereinzelt invasive HiB-Erkrankungen.

Kontra: Keine ernsthaften Gegenargumente.

Kontraindikationen

Allgemeine: akute oder chronische Infektionen (auch Inkubationszeit und Rekonvaleszenz). Spezielle: keine.

Impfstoff

- Konjugatimpfstoffe zur i.m. Injektion mit verschiedenen Antigenen und daran gebundener Kapselsubstanz des HiB-Erregers (Polyribitolphosphat, PRP).
  - *Tetanus-Konjugat* (PRP-T): Act-HIB® (Pasteur Mérieux).
  - *Diphtherie-Toxoid-Konjugat* (PRP-D): HIB Mérieux® (Pasteur Mérieux).
  - *Diphtherie-CRM197-Konjugat* (HbOC): Hibtiter® (Lederle).
  - *Meningokokken-Protein* (PRP-OMPC): PedvaxHIB® (Behringwerke).
- Kombinationsimpfstoffe: (HiB-DT, HiB-DTP, DTPa-HiB, DPT-HiB-Polio, HiB-Hep. B, ☞ S. 136)

Impfschutz

Schutzbeginn: Schutzbeginn frühestens 4 Wochen nach der ersten Impfung. Schutz im 1. Lebensjahr geringer und weniger belastbar. Nach Auffrischung für einige Tage geringerer Schutz!

Schutzdauer: Nach vollständiger Immunisierung (gewünschter AK-Titer: > 1,0 µg/ml) reicht der Schutz für das gesamte Kleinkindesalter (danach nicht mehr nötig, da kaum Erkrankungen nach dem 6. Lebensjahr!).

Erfolgsquote: Über 95 % bezüglich invasiver HiB-Infektionen.

Grundimmunisierung & Auffrischung

Grundimmunisierung:

- Ab 3. Lebensmonat bzw. 9. Lebenswoche 4 malige i. m. Impfung, im 3., 4., 5. und 12.–15. Lebensmonat. In der Regel kombiniert mit Diphtherie, Tetanus, Pertussis, Polio IPV.
- Bei **Erstimpfung nach dem ersten Lebensjahr** nur eine einzige Dosis nötig (wesentlich intensivere Immunantwort).
- Ab 6.–8. Lebensjahr bei immunologisch gesunden Kindern keine Impfung mehr nötig.
- Abstände zu anderen Impfungen ☞ S. 132 f.

Auffrischung: Bei Beginn im 3. Lebensmonat einmalige Auffrischung im 12.–15. Lebensmonat. Bei Beginn nach dem ersten Lebensjahr keine Auffrischung nötig.

Sonstige Schutzmaßnahmen

Passive Immunisierung nicht möglich. Umgebungsprophylaxe bei invasiver HiB-Erkrankung: In Familien mit mindestens einem Kind < 5 Jahren erhalten Indexpatient und Familienmitglieder (ggf. auch enge Kontaktpersonen) Rifampicin 20 mg/kg/d in einer Dosis für 4 Tage (Maximaldosis 600 mg, Säuglinge im 1. Lebensmonat 10 mg/kg Rimactan® Sirup). **Cave:** Teratogen!

Impfreaktionen

Lokale Schwellungen (< 10 %), sehr selten Allgemeinsymptome wie Unruhe, Unwohlsein, passagere Exantheme. Da meistens Kombinationsimpfstoffe verwendet werden, ist eine Zuordnung zur HiB-Komponente kaum möglich.

Komplikationen

Allgemeine: ☞ S. 149 f. Spezifische schwere Komplikationen sind nicht bekannt.

Die Zunahme des kindlichen Diabetes mellitus (Typ I) wurde in Zusammenhang mit der HiB-Impfung gebracht. Einige statistische Daten aus Finnland lassen einen solchen Zusammenhang vermuten, wobei die finnischen Epidemiologen selbst diesen Schluß nicht ziehen. Aus anderen Ländern liegen keine solchen Meldungen vor. Insofern kann derzeit (Anfang 2000) noch keine zuverlässige Stellungnahme erfolgen.

Cave: Eine s. c. Fehlinjektion führt zu verstärkten Lokalreaktionen, eine i. v. Fehlinjektion kann Schock auslösen.

H

Tips & Fehlerquellen

- Während der Grundimmunisierung im ersten Lebensjahr sollte kein Konjugatwechsel erfolgen, d. h., alle Impfungen möglichst mit demselben Impfstoff vornehmen. Auffrischung im zweiten Lebensjahr ist auch mit anderem Impfstoff ohne Wirkungsbeeinträchtigung möglich.
- Die von den Pharmafirmen hervorgehobenen Unterschiede in der Immunogenität und Titerhöhe haben für immunologisch gesunde Kinder keine Bedeutung.
- Eine invasive HiB-Erkrankung (z. B. Meningitis) hinterläßt vor dem Ende des 2. Lebensjahres keine sichere Immunität, daher trotzdem Impfung nötig, mit einem zeitlichen Abstand von 4–8 Wochen.
- Ein erhöhtes Risiko für HiB-Erkrankungen besteht bei IgG_2-Mangel, Asplenie, Hämoglobinopathien, Komplementdefekten, Down-Syndrom, nephrotischem Syndrom und malignen Erkrankungen. Patienten mit Immundefekten sprechen schlechter an, so daß mehrfache Impfungen auch nach dem 6. Lebensjahr (z. B. alle 5–10 Jahre) bzw. Titerkontrollen ratsam sind.

Steckbrief

Durch *Influenzaviren* der Gruppen A, B und C *(Orthomyxoviridae)* hervorgerufene akute Atemwegserkrankung mit nahezu jährlich auftretenden regionalen Ausbrüchen (Epidemien). Höhepunkte der Epidemien in den Monaten Dezember bis Februar. Akuter Beginn mit oft hohen Temperaturen, Muskelschmerzen, Kopfweh und ausgeprägtem Krankheitsgefühl. In Abständen von 10–15 Jahren treten nahezu weltumspannende Infektionswellen (Pandemien) mit hoher Morbidität und Mortalität auf. Epidemien und Pandemien führen zu hoher, volkswirtschaftlich bedeutender Morbidität. Lebensbedrohlich sind Influenza-Infektionen für chronisch Kranke und Patienten mit reduzierter Immunität. Bei ihnen sind Komplikationen besonders häufig (primäre virale Pneumonie, sekundäre bakterielle Superinfektionen, Pleuritis, Myokarditis, Enzephalitis). Bei chronisch Kranken beträgt die Mortalität einer Influenza-Infektion 20 %! Der zur Verfügung stehende, jährlich neu nach WHO-Empfehlungen entsprechend der zu erwartenden Antigensituation zusammengestellte Impfstoff richtet sich gegen Influenzaviren der Gruppen A und B. Gegen Influenzaviren der Gruppe C existiert keine Vakzine.

Epidemiologie

Die Morbidität selbst in einer Saison normaler Influenzaaktivität wird auf 7–8 Millionen Erkrankungen geschätzt, die influenzabedingten Krankenhauseinweisungen auf ca. 40000. Besonders komplikationsgefährdet sind die Gruppen der über 60jährigen und der chronisch Kranken.

Indikation

Nach den Empfehlungen der STIKO Indikationsimpfung für Risikopatienten und besonders Exponierte:

- Patienten mit Herz-Kreislauferkrankungen, chronischen Anämien, Diabetes mellitus, Erkrankungen der Atmungsorgane, Immunsuppression, Steroidmedikation (> 2 mg Prednisolon-Äquivalent pro Tag).
- Patienten über 60 Jahre.

- Personal in medizinischen, pflegenden und beschützenden Einrichtungen
- Menschen mit besonderer Exposition: viele Personenkontakte (z. B. Verkäufer, Bankangestellte im Schalterbetrieb, Polizisten).

Pro & Kontra

Pro: Morbidität und Letalität der Influenza A und B ist bei Risikopatienten sehr hoch; auch kleine Epidemien in Heimen oder Krankenhäusern können verheerende Wirkung haben.

Kontra: Leichte grippeartige Symptome nach Impfung sind häufig; Patienten haben das Gefühl, „trotz Impfung krank geworden" zu sein. Aufgrund der Adaptationsfreudigkeit der Influenzaviren ist eine Erkrankung trotz Impfung nicht selten. Treffen die Voraussagen über die zu erwartenden Virustypen nicht zu, entsprechen die Impf-Antigene nicht den aktuellen Erregern und die Impfung war vergeblich.

Kontraindikationen

Allgemeine: ☞ S. 178 f. Spezielle: nachgewiesene, klinisch relevante Hühnereiweiß-Allergie. Allergien gegen Thiomersal, Timerfonat, Neomycin, Polymycin, Gentamycin.

Impfstoff

Totimpfstoff aus polyvalenten Influenzaviren-Spaltprodukten. Aufgrund der Variabilität der Viren und der wechselnden Virusdrift neue Kombination für jede Grippesaison. Begrivac® (Chiron Behring), Inflexal® (NIDDApharm), Influsplit SSW® (SSW Dresden, Smith Kline Beecham), Influvac® (Solvay), Mutagrip® (Pasteur Mérieux MSD).

Impfschutz

Schutzbeginn: 2 Wochen nach Impfung wird der maximale Antikörpertiter erreicht.

Schutzdauer: 6 bis 9 Monate.

Erfolgsquote: 60 bis 80 %.

Grundimmunisierung & Auffrischung

Grundimmunisierung:

- Erwachsene: einmalige Impfung 0,5 ml i.m., möglichst frühzeitig zu Beginn der Grippesaison (September/Oktober); spätere Durchführung aber noch durchaus sinnvoll.
- Kinder ab 6 Monaten bis 3 Jahre: zweimalige Impfung mit mindestens 4 Wochen Abstand mit halber Dosis (0,25 ml). (Empfehlungen für die Dosierung bei Kindern differieren bei den einzelnen Präparaten.)
- Subkutanimpfung (tief s.c.) in Ausnahmefällen (Marcumarbehandlung, Blutungsneigung).
- Abstand zu anderen Impfungen ☞ S.132 f.

Auffrischung: Wegen der Variabilität der Erreger jährliche Wiederholung mit dem jeweils aktuellen Impfstoff. Alte Impfstoffreste aus den Beständen entfernen (Verwechslungsgefahr).

Impfreaktionen

- Geringe lokale Reizung, leichtes grippeartiges Syndrom 3–5 Tage nach Impfung.
- Wird in einen beginnenden Infekt hinein geimpft, kommt es oft zu einem schwereren, aber nie bedrohlichen Verlauf.

Komplikationen

Sehr selten ist ein Guillain-Barré-Syndrom beschrieben worden (< 0,01 % der Impfungen); ein kausaler Zusammenhang mit der Impfung ist nicht gesichert.

Tips & Fehlerquellen

Gründliche Untersuchung vor Impfung. Bei Hinweisen auf beginnenden Infekt, Impfung 1–2 Wochen verschieben.

Steckbrief

Durch Stechmücken der Gattung Culex übertragene akute *Flavivirus*-Infektion mit einer Inkubationszeit von 5–15 Tagen. Verläuft in über 95 % der Infektionen inapparent, in ca. 0,5 % enzephalitische Symptomatik, davon 30 % der Fälle tödlich. Keine kausale Therapie möglich. Wichtigste Differentialdiagnose: zerebrale Malaria. Diagnosesicherung am ehesten durch Liquorpunktion. Verbreitung: Sibirien, Süd-, Südost- und Ostasien.

Epidemiologie

Jährlich werden der WHO etwa 50 000 Fälle gemeldet. Aufgrund der hohen Rate milder oder inapparenter Infektionen ist die JE als Reisekrankheit jedoch außerordentlich selten (1:1 Mio. Auslandsreisen).

Indikation

Reisende in ländliche Gebiete (v. a. Reisanbaugebiete) der betroffenen Länder mit einer Aufenthaltsdauer von mehr als einem Monat (Abenteuerreisende, Entwicklungshelfer), v. a. in der Regenzeit. Bei kürzerem Aufenthalt sind Aufwand und Risiko der Impfung (lokale Reaktionen) aufgrund der geringen Erkrankungswahrscheinlichkeit nicht indiziert.

Pro & Kontra

Pro: In vielen Gebieten mit ausgedehnter Wasserwirtschaft (Reisanbau) sind nahezu 100 % der Stechmücken Überträger des Virus. Längerer Aufenthalt führt auch bei sorgfältiger nichtmedikamentöser Prophylaxe (Repellentien, Kleidung, Moskitonetze) mit Sicherheit zur Infektion. Damit steigt das Risiko eines (bei nur kurzer Exposition unwahrscheinlichen) enzephalitischen Verlaufs. Aufenthalt in Gegenden mit schlechter medizinischer Infrastruktur stellt eine zusätzliche Indikation dar.

Kontra: Bei relativ kurzem Aufenthalt ist die Wahrscheinlichkeit einer Infektion zwar auch hoch, die einer bedrohlichen Erkrankung jedoch sehr gering. Häufige leichte bis mäßige Impfreaktionen, selten auch heftigere systemische Begleitreaktionen.

Kontraindikationen
- Allgemeine: ☞ S. 178 f. Spezielle: Schwangerschaft.

Impfstoff
Totimpfstoff aus abgetöteten JE-Viren, gezüchtet auf Mäusehirn-Suspension. In Deutschland nicht zugelassen, Bezug über Internationale Apotheke (z. B. Fa. Biken, Japan).

Impfschutz
Schutzbeginn: 10 bis 14 Tage nach 2. Impfung.

Schutzdauer: 2 bis 4 Jahre.

Erfolgsquote: ca. 90 %.

Grundimmunisierung & Auffrischung
Grundimmunisierung:
- Dreimalige Impfung je 0,5 ml s. c., Tage 0 und 7 und 28.
- Kinder unter 3 Jahren: Dosis halbieren. Impfung für Kinder unter 6 Monaten nicht sinnvoll, da mangelnde Immunantwort.
- Keine Abstände zu anderen Impfungen erforderlich.

Auffrischung: 0,5 ml s. c. alle 2 bis 4 Jahre.

Impfreaktionen
Häufig lokale Reizungen, subfebrile Temperaturen, Myalgien, Abgeschlagenheit.

Komplikationen
Allgemeine: ☞ S. 149 f. Spezielle: in 0,1–1 % verzögerte allergische Reaktionen (kutan und systemisch).

Tips & Fehlerquellen
- Impfstoff muß immer importiert werden, mehrere asiatische Hersteller.
- Wegen des erforderlichen Zeitaufwands frühzeitige Planung erforderlich.
- Verdacht, Erkrankung und Todesfall meldepflichtig.

Steckbrief

Erreger ist das *Masernvirus*. Einziger Wirt ist der Mensch. Die Verbreitung erfolgt aerogen durch Tröpfcheninfektion. Inkubationszeit: 11 Tage, bis Exanthemausbruch 14 Tage. Infektiosität ab 5. Inkubationstag bis zum Abblassen des Exanthems. Prodromalstadium mit Fieber, Rhinitis, Konjunktivitis, Koplik-Flecken der Wangenschleimhaut. Am 3. bis 4. Krankheitstag im Gesicht beginnendes, sich nach distal ausbreitendes Exanthem über fast eine Woche.

Krankheitskomplikationen:

- Masernkrupp (1 %), relativ ungefährlich.
- Otitis (1 %), häufig mit Perforation.
- Pneumonie (ca. 1 %, bei Mangelernährung > 10 %): Interstitielle Pneumonie evtl. mit bakterieller Superinfektion. Häufigste Todesursache bei akuter Erkrankung.
- Enzephalitis (0,1 %): mit Krampfanfällen, Koma, häufig Dauerfolgen. EEG-Veränderungen auch bei > 10 % „unkomplizierter" Masern!
- SSPE (subakute sklerosierende Panenzephalitis, Häufigkeit ca. 1: 20 000): Slow-Virus-Erkrankung, klinisch manifest erst mehrere (3–7) Jahre nach Auftreten der akuten Masern, immer zum Tode führend.
- Aktivierung einer Tuberkulose.

Die WHO strebt das Ziel an, die Masern bis zum Jahre 2010 auszurotten. In Entwicklungsländern sterben noch immer etwa 1 Million Kinder/Jahr an Masern. Nordamerika ist masernfrei, Südamerika weitgehend. Deutschland ist aufgrund der schlechten Durchimpfungsrate und der großen Anzahl fernreisender Kinder einer der größten *Masernexporteure* der Welt!

Epidemiologie

- Z. Zt. ca. 50000–100000 Erkrankungen/Jahr in Deutschland. Arbeitsgemeinschaft Masern (AGM) arbeitet mit der WHO ein repräsentatives Meldesystem aus.
- Impfschutz bei Einschulung: ca. 65–85 % (1998), bei Erwachsenen (18–20 J.) 40 %.

Indikation

Alle Kinder und nichtgeimpfte Erwachsene, die keine sichere Erkrankungsanamnese haben.

Pro & Kontra

Pro: Ausrottung der Masern, Vorbeugung vor Komplikationen.

Kontra: Ernstzunehmende Gegenargumente gibt es nicht, auch wenn von vielen Alternativmedizinern behauptet wird, daß die Masern zur geistigen und körperlichen Entwicklung notwendig seien. Dies wurde niemals bewiesen.

Kontraindikationen

Immundefekte, Immunsuppression. Prinzipiell nicht während der Schwangerschaft. Während einer aktiven oder ungeklärten Tuberkulose sollte nicht geimpft werden.

Impfstoff

Auf Hühnerfibroblasten-Kulturen gezüchtete attenuierte Masernviren verschiedener Stämme.
- Masern-Impfstoff Mérieux® (Pasteur Mérieux MSD).
- Meist werden Kombinationsimpfstoffe (Masern-Mumps-Röteln oder Masern-Mumps) verwendet (☞ S. 136).

M

Impfschutz

Schutzbeginn: Beginn der Immunität ca. 1 Woche nach Impfung.

Schutzdauer: Bei einmaliger Impfung Schutz über mindestens 10–15 Jahre, nach zweimaliger Immunisierung nach bisherigen Erkenntnissen lebenslanger Schutz wie nach natürlicher Infektion.

Erfolgsquote: Bei einmaliger Immunisierung 95–98 %, bei Wiederholung nahezu 100 %.

Grundimmunisierung & Auffrischung

Grundimmunisierung: Impfung entsprechend STIKO-Empfehlung 12.–15. Lebensmonat einmalig 0,5 ml i.m. oder s.c.; Kombinationsimpfstoffe ☞ S.136. Bei ungeimpften Jugendl. und Erw.: 2 × im Abstand von 4 Wochen.

Auffrischung: 5.–6. Lebensjahr einmalig 0,5 ml i.m. oder s.c.

Passive Immunisierung

Indiziert bei nichtimmunen chronisch kranken und abwehrgeschwächten Kindern sowie jungen Säuglingen bei Masernkontakt, mit Standardimmunglobulin 0,25 mg/kg i.m. oder 1 ml/kg i.v.
Innerhalb von 2–3 Tagen nach Kontakt gute Schutzwirkung. Bei späterer Gabe (bis zum 6. Tag) Abschwächung der Erkrankung möglich.

Cave: Aktive Immunisierung frühestens 3 Monate nach IG-Gabe.

Impfreaktionen

Bei 5–15 % der Impfungen werden nach ca. einer Woche „Impfmasern" über 1–2 Tage beobachtet (gering ausgeprägtes morbilliformes Exanthem), mit leichtem Krankheitsgefühl und Fieber. Treten fieberhafte Symptome in den ersten 5 Tagen auf, sind sie mit Sicherheit durch andere Infekte bedingt.
Wie bei den natürlichen Masern kann auch die Impfung zu einer vorübergehenden (aber leichteren) Reduktion der zellulären Immunität führen. Ein sonst positiver *Tuberkulintest* kann für 1–2 Monate schwächer oder negativ ausfallen.

Komplikationen

- Schockreaktionen unmittelbar nach der Impfung können vorkommen, meist durch versehentliche i.v. Injektion.
- Krampfanfälle im Rahmen der „Impfmasern" bei < 1 % der Impfungen.
- Thrombozytopenie (1:30 000 bis 1:50 000): Petechiale Blutungen, praktisch nie gefährliche Hämorrhagien (differentialdiagnostische Abklärung!).
- Bei Steroidtherapie Kontrolle des Impferfolgs.

M

- Enzephalitis: bisher einige Verdachtsfälle, die nicht eindeutig zugeordnet werden konnten (< 1:1 Mio).
- Bezüglich Hühnereiweißallergie ☞ Kap. Sonderfälle, S. 186.
- Eine SSPE kann wahrscheinlich nicht durch die Impfung ausgelöst werden. Die bisher bekannten Fälle von SSPE nach Impfung waren Folge einer vorher abgelaufenen Masernerkrankung. Die SSPE ist in Ländern, in denen Masern ausgerottet wurden in ca. 5 Jahren Abstand nach dem vollständigen Durchimpfen der Bevölkerung ebenfalls verschwunden.

Tips & Fehlerquellen

- Die früher übliche Inkubationsimpfung (Impfung nach Masernkontakt in den ersten Tagen der Inkubationszeit, um die echte Infektion noch zu „überholen") ist nicht sicher, da der Schutzbeginn einer Masernimpfung (nach ca. 1 Woche) und die Inkubationszeit der echten Masern (11 Tage) zu nahe beieinanderliegen. Daher bei Masernkontakt lieber Immunglobulin spritzen, wenn die Krankheit verhindert werden muß. Nach Abklingen der IG-Wirkung (3 Monate) aktiv impfen.
- Eine Masern-Impfung bzw. der dokumentierte Nachweis der Erkrankung (z. B. durch Titerbestimmung) wird bei Personen gefordert, die sich länger als 6 Monate zu Ausbildungs- oder beruflichen Zwecken in den USA aufhalten wollen.
- Eine MMR-Dreifachimpfung ist auch nach eventuell schon durchgemachtern Masern möglich und sinnvoll, sie ist nicht gefährlich und preiswerter als eine Titerbestimmung.

Meningokokken

Steckbrief

Erreger der durch Tröpcheninfektion verbreiteten Meningokokken-Meningitis ist *Neisseria meningitidis*, im „Meningitis-Gürtel" Afrikas vor allem die Serovare A und C (d.h. alle Länder südlich der Sahara von Mali und Burkina Faso ostwärts bis Südägypten, Sudan, Äthiopien, Somalia und Tansania). Auch in Indien, Nepal und Brasilien abhängig von Jahreszeit und Klima epidemisch auftretend. Bei Kindern fehlen oft die meningitisch-typischen Symptome zugunsten eines akuten, fieberhaft-deliranten Bildes. Letaler Verlauf in 10 bis 30% der Erkrankungsfälle, 30 bis 50% der Erkrankungsfälle hinterlassen neurologische Defizite. Die in Mitteleuropa sporadisch auftretenden Meningitisfälle und Kleinepidemien werden hauptsächlich durch Meningokokken des Serovars A und B verursacht.

Epidemiologie

Bei Auslandsreisen in gefährdete Gebiete vor allem zu den Hochrisikozeiten (Ende der Trockenzeit) vergleichsweise hohe Infektionsgefahr. Reservoir sind meistens symptomfreie Keimträger. Die Inzidenz beträgt etwa 2 Fälle/100000 Einwohner, gegen Ende der Trockenzeit auf 10–15/100000 Einwohner ansteigend. Besonders gefährdet sind Kinder zwischen 6 Monaten und 3 Jahren. Innerhalb Mitteleuropas selten und in Kleinepidemien auftretend, meist durch die Serovare B, neuerdings auch C verursacht. In Deutschland jährlich zwischen 500 und 800 gemeldete Meningitis-Fälle.

Indikation

- Reisende in Länder mit niedrigem Hygienestandard, insbesondere in die Meningitis-Risikogebiete (s.o.).
- Beruflich Tätige und ihre Familien in den erwähnten Gebieten.
- Immundefekte, Zustand nach Splenektomie.

Pro & Kontra

Pro: Schutz vor Infektion mit den geimpften Serovaren; bei Kindern insbesondere Abmilderung des Krankheitsverlaufes und Vermeidung neurologischer Komplikationen.

Kontra: Nur eingeschränkter Schutz.

Kontraindikationen

Allgemeine: ☞ S. 178 f. Spezielle: Schwangerschaft, Kinder unter 6 Monaten.

Impfstoff

Polysaccharid-Spaltimpfstoffe.
- Mit Antigenen der Meningokokken-Serovare A, C, Y, W-135: Mencevax® ACWY (SmithKline Beecham).
- Mit Antigenen der Serovare A und C: Meningokokken-Impfstoff A+C Mérieux® (Pasteur Mérieux MSD).
- Kein Schutz gegen die (selteneren) übrigen 5 Serovare.

Impfschutz

Schutzbeginn: 15 Tage nach Impfung.

Schutzdauer: 3 bis 5 Jahre.

Erfolgsquote: Über 90 %. Bei Kindern unter 2 Jahren ist der Impferfolg eingeschränkt oder unsicher.

Grundimmunisierung & Auffrischung

Grundimmunisierung: Einmalige Impfung 0,5 ml s.c.

Auffrischung: 0,5 ml s.c. alle 3 bis 5 Jahre.

M

Impfreaktionen

Lokale Reizung, subfebrile Temperaturen, Abgeschlagenheit, Gliederschmerzen.

Komplikationen

Allgemeine: ☞ S. 149 f. Spezielle: keine bekannt.

Tips & Fehlerquellen
- Bei Kindern unter 2 Jahren unsicherer Impferfolg; sicherheitshalber Auffrischungsdosis nach 6 bis 9 Monaten.
- Wenn Impfung aufgrund der Kontraindikationen nicht möglich, Chemoprophylaxe mit Sulfonamiden oder Rifampicin (unter Beachtung der Kontraindikationen) empfehlenswert.
- Verdacht, Erkrankung und Tod meldepflichtig.

Steckbrief

Synonyme Bezeichnungen: Parotitis epidemica, Ziegenpeter, zahlreiche weitere regional verwendete Bezeichnungen. Erreger sind RNA-Viren (*Paramyxovirus parotitidis*). Einziger Wirt ist der Mensch. Verbreitung durch Tröpfcheninfektion, Inkubationszeit im Schnitt 17 Tage (14–21 Tage), Infektiosität 7 Tage vor Beginn der Schwellung für ca. 10 Tage. Die Erkrankung erfolgt ohne wesentliche Prodromi mit zunächst in der Regel einseitiger Schwellung einer Speicheldrüse (meist Parotis), dann nachfolgend Schwellung anderer Speicheldrüsen.

Krankheitskomplikationen:

- Meningitis bis 20 %, bei fast 50 % Zellvermehrung im Liquor.
- Enzephalitis bei 0,1 %, mit und ohne Dauerschäden.
- Orchitis: postpubertär bis 30 %, davon ein Drittel mit Hodenatrophie und nachfolgender Sterilität.
- Pankreatitis, Adnexitis, andere Organmanifestationen.

Epidemiologie

- Keine exakten Zahlen bekannt, sicher > 100000 Fälle/Jahr.
- Impfschutz bei Einschulung 80–90 % (1998), bei jungen Erwachsenen ca. 20 % (1997).

Indikation

Alle Kinder und nicht geimpfte Jugendliche.

Pro & Kontra

Pro: Verhinderung der schweren Komplikationen, speziell Meningitis im Kindesalter, Sterilität des Mannes in der Pubertät und danach.

Kontra: Ernstzunehmende Gegenargumente gibt es nicht.

Kontraindikationen

- Immundefekte, Immunsuppression.
- Prinzipiell nicht während der Schwangerschaft.
- Ein Diabetes mellitus in der Familie stellt *keine* Kontraindikation dar.

Impfstoff

Auf Hühnerfibroblasten-Kulturen gezüchtete attenuierte Mumpsviren verschiedener Stämme. Einzelimpfstoff: Mumpsvax® (Chiron Behring). Meist werden Kombinationsimpfstoffe (Masern-Mumps-Röteln oder Masern-Mumps) verwendet (☞ Kombinationsimpfstoffe S. 136).

Impfschutz

Schutzbeginn: Ca. 10 Tage nach Impfung.

Schutzdauer: Nach Auffrischung wahrscheinlich lebenslang.

Erfolgsquote: Bei einmaliger Immunisierung 95–98 %, bei Wiederholung nahezu 100 %.

Grundimmunisierung & Auffrischung

Grundimmunisierung: Entsprechend STIKO-Empfehlung 12.–15. Lebensmonat, 1 Impfdosis (0,5 ml) i. m. oder s. c.

Auffrischung: 5.–6. Lebensjahr einmalig 1 Impfdosis i. m. oder s. c.

Impfreaktionen

Lokalreaktionen kommen praktisch nicht vor. Bei 1–2 % der Impfungen in der zweiten Woche leichte „Impfkrankheit" mit Fieber, unspezifischem Krankheitsgefühl und Lymphknotenschwellung.

M

Komplikationen

- Schockreaktionen unmittelbar nach der Impfung können vorkommen, meist durch versehentliche i. v. Injektion.
- „Impfmumps" mit Parotisschwellung bei 0,5 % in der zweiten Woche nach Impfung (DD: Parotitis anderer Ursache!).
- Krampfanfälle während der „Impfkrankheit", wohl unspezifisch durch Fieber ausgelöst.
- Orchitis (ohne nachfolgende Hodenatrophie) bei ca. 1:1 Million., in der zweiten Woche, über 2–3 Tage. DD: Hodentorsion, andere Hodenerkrankungen.
- Meninigitis (1:10 000 bis 1:1 Million) bis zu 30 Tagen nach Impfung, ohne Dauerfolgen. Enzephalitiden nach Impfung bisher nicht sicher nachgewiesen.

Zeitweise wurde angenommen, daß ein Diabetes Typ I durch die Impfung auszulösen ist. Es handelte sich in diesen Fällen um ein zufälliges Zusammentreffen. Ein Diabetes manifestiert sich in den 4 Wochen nach Mumpsimpfung nicht häufiger als in der nicht geimpften Vergleichsbevölkerung.

Tips & Fehlerquellen

Eine Inkubationsimpfung (Impfung nach Infektion, während der Inkubationszeit) ist aufgrund der langen Inkubationszeit sinnvoll, d.h., wenn der Kontakt punktuell erfolgt ist und die Impfung innerhalb der ersten 3 Tage nach Kontakt durchgeführt wird.

M

Steckbrief

Erreger ist *Bordetella pertussis* (toxinbildendes gramnegatives Stäbchen). Einziger Wirt ist der Mensch. Verbreitung durch Tröpfcheninfektion. Inkubationszeit 5–10 (bis zu 21) Tage. Krankheitsbeginn mit katarrhalischem Stadium (1–2 Wochen), gekennzeichnet durch Rhinitis und leichten Husten, dann konvulsives Stadium (2–4 Wochen) mit typischen Krampfhustenanfällen und Erbrechen.

Krankheitskomplikationen:

- Pneumonie, Bronchiolitis, Apnoen (Säuglinge), Enzephalitis, Induktion eines Asthma bronchiale, sehr selten Zwerchfellruptur.
- 70 % der Pertussis-Todesfälle betreffen Säuglinge unter 6 Monaten, die meist von ihren nicht geimpften Geschwistern angesteckt wurden!

Epidemiologie

- Exakte Zahlen gibt es nicht (~ 100/100000/Jahr anzunehmen).
- In den östlichen Bundesländern durch Rückgang der Impfung achtfacher Anstieg zwischen 1990 und 1996.
- Impfschutz bei Kleinkindern bis 85 %, bei Einschulung ca. 40 % (1998), Erwachsene (18–20 J.) 18 % (1997).

Indikation

Alle Kinder. Nachholimpfung bis zum 5. Lebensjahr für alle Kinder, danach für besonders gefährdete Personen (chronische Erkrankungen der Atemwege, Atopiker), die in den Jahren vor Einführung der azellulären Impfstoffe aus verschiedensten Gründen nicht geimpft wurden. Erstrebenswert ist die Impfung nicht immuner Jugendl. und Erwachsener.

Pro & Kontra

Pro: Verhinderung der äußerst belastenden Erkrankung und der schweren Komplikationen.

Kontra: Keine ernsthaften Gegenargumente, nachdem erstens die wesentlich besser verträgliche azelluläre Vakzine eingeführt wurde und nachdem sich zweitens die früher angegebenen Komplikationsraten nach Impfung als wesentlich zu hoch bzw. falsch herausgestellt haben.

P

Kontraindikationen

Allgemeine: ☞ S. 178f. Spezielle: Keine. (Neurologische Erkrankungen oder Krampfanfälle in der Anamnese sind bei azellulären Pertussis-Impfstoffen keine Kontraindikation. Die Verschlechterung eines vorbestehenden Zerebralschadens ist denkbar.)

Impfstoff

Azelluläre Impfstoffe: Sie enthalten nur solche Antigene, die für die Immunität besonders wichtig sind:

- PT = Pertussis-Toxin, eigentliches Krankheitsagens, sehr toxisch. Anti-PT-Antikörper schützen vor der Pertussis-Erkrankung.
- FHA = filamentöses Hämagglutinin. Adhärenz-Faktor der Erreger, nicht toxisch, stark immunogen.
- 69-kD-OMP (Pertactin). Ein Agglutinogen, in virulenten Stämmen vorhanden.

Je nach Herstellungsverfahren unterscheidet man:

- T-Typ: aus Kulturüberstand durch Reinigung und Extraktion gewonnene Vakzine, Mischungsverhältnis PT/FHA 1:9.
- B-Typ: aus einzeln isolierten Antigenen zusammengestellt, Mischungsverhältnis 1:1. Dabei gibt es Impfstoffe mit einer unterschiedlichen Anzahl an Komponenten. Am wichtigsten sind PT und FHA. Ob die Verabreichung weiterer Komponenten die Schutzrate erhöht, kann noch nicht endgültig beurteilt werden.

Azelluläre Einzelimpfstoffe:

Acel P® (Lederle): PT, FHA, 69-kD-OMP. T-Typ

Pac Mérieux® (Pasteur Mérieux): PT, FHA. B-Typ

Ganzkeim-Vakzine: Aus inaktivierten Bakterien hergestellt, enthält neben den genannten Antigenen zahlreiche weitere, für die Immunogenese irrelevante Bestandteile. Nur noch in **Kombinationen.**

In der pädiatrische Praxis werden praktisch immer Kombinationsimpfstoffe anstatt Einzelimpfstoffen verwendet (☞ S. 136).

Impfschutz

Schutzbeginn: Eine genaue Titerhöhe für einen sicheren Schutz läßt sich nicht angeben. Anzunehmen ist, daß der Schutz etwa 2 Monate nach der zweiten Impfung beginnt.

Schutzdauer: Über das Kleinkindesalter hinweg (ca. 10–15 J.).

Erfolgsquote: > 80%, d.h. trotz Impfung kann eine Pertussis auftreten, allerdings in abgeschwächter Form.

Grundimmunisierung & Auffrischung

Grundimmunisierung: Entsprechend Impfplan im 1. Lebensjahr, beginnend nach Vollendung des 2. Lebensmonats 3 Impfdosen i.m., im Abstand von 4 Wochen.

Auffrischung: Anfang des 2. Lebensjahres, einmalig 1 Impfdosis i.m.

Passive Immunisierung

Eine passive Immunisierung z.B. nach Infektionskontakt ist nicht möglich.

Sonstige Schutzmaßnahmen

Bei sicherem Pertussiskontakt und entsprechender Gefährdung (z.B. Säuglinge) kann eine antibiotische Prophylaxe z.B. mit Erythromycin, in den ersten Lebensmonaten mit Ampicillin, versucht werden.

Impfreaktionen

- Allgemeinreaktionen mit Fieber (nach 1–3 Tagen, bei ca. 20%). Höheres Fieber und heftigere Symptome bei Ganzkeim-Vakzine, auch wesentlich häufiger (45%).
- Lokalreaktionen mit Schwellung (bis 48 h, Pertussis-Impfstoff azellulär [Pa] < 10%, Ganzkeim-Vakzine 30%).

Komplikationen

- Schrilles anhaltendes Schreien (3%). **Cave:** Kind genau untersuchen, um andere Ursachen auszuschließen.
- Unkomplizierte Krampfanfälle (durch Fieber) bis zu 1%.
- Kreislaufkollaps am Impftag: sehr unterschiedliche Häufigkeitsangaben, Zusammenhang nicht gesichert.
- Enzephalitis: Zusammenhang fraglich, äußerst selten.

P

Die Rate zerebraler Komplikationen durch die Pertussis-Impfung wurde in Deutschland fehlerhaft wesentlich zu hoch angegeben. Die meisten Pertussis-Schadensfälle hatten bei erneuter Begutachtung andere Ursachen (meist genetisch bedingte Defekte und Fehlbildungen). Die azellulären Impfstoffe lösen diese Komplikationen extrem selten oder gar nicht aus, so daß die lange Jahre geübte Zurückhaltung bei der Pertussis-Impfung nicht mehr gerechtfertigt ist.

Ein Zusammenhang mit SIDS besteht nicht (Häufigkeit in den ersten zwei Wochen nach Pertussis-Impfung genauso häufig wie spontan).

Tips & Fehlerquellen

- Pertussis-geimpfte Personen können Keimträger sein und die Erkrankung auf nicht geimpfte Personen übertragen! Eine Chemoprophylaxe geimpfter Personen nach Kontakt ist nicht indiziert.
- Bei Pertussis besteht kein Nestschutz!
- Nach Möglichkeit sollte zur Grundimmunisierung der Impfstoff-Typ/Hersteller nicht gewechselt werden. Allerdings ist anzunehmen, daß auch bei Impfstoff-Wechsel der Erfolg nicht gefährdet ist, jedoch gibt es dazu keine verläßlichen Daten.

P

Steckbrief

Pneumokokken, in erster Linie *Streptococcus pneumoniae,* verursachen ca. 25 % aller fieberhaften Infekte der oberen Atemwege. Invasive Pneumokokken-Infektionen verlaufen bei Immunsupprimierten oder Vorliegen schwerer Grunderkrankungen (s. u.) besonders schwer und unter Umständen lebensbedrohlich.

Epidemiologie

Ubiquitär verbreitet. In Deutschland rechnet man mit 12 000 Todesfällen jährlich, die durch schwere Pneumokokkeninfektionen (vorwiegend Pneumonien) verursacht werden.

Indikation

- Alle Personen über 60 Jahre.
- Zustand nach Splenektomie.
- Zustand nach Pneumektomie oder Lobektomie.
- Immunsupprimierte Patienten (angeboren oder erworben, Zustand nach Organtransplantation, Zustand nach Chemotherapie).
- Schwere chronische Erkrankungen, z. B. Diabetes mellitus, Leber- und Nierenerkrankungen, Asthma bronchiale, Lungenemphysem, Mukoviszidose, chronisch-obstruktive Lungenerkrankung mit respiratorischer Teil- oder Globalinsuffizienz.
- Schwere Herz-Kreislauf-Erkrankungen (hämodynamisch wirksame Vitien, Klappenersatz, Herzinsuffizienz NYHA II-IV).

Pro & Kontra

Pro: Abwenden eines lebensbedrohlichen Verlaufs. Insbesondere bei chronisch obstruktiver Lungenerkrankung und Asthma führt jede Infektexazerbation zu einer Verschlechterung der respiratorischen Situation auch nach Ausbehandlung. Pneumokokken sind ubiquitär und können gerade durch engen Kontakt (Familienangehörige, Pflegepersonal) übertragen werden. Bei Hochrisikopatienten (s. o.) wird das Risiko von Pneumokokkenpneumonien von 4,4 % auf 1,9 % pro Jahr gesenkt. Kosten-Nutzen-Rechnungen für die Inzidenzraten von Pneumokokkenerkrankungen in den USA weisen einen erheblichen Nutzen der Impfung aus.

P

Kontra: Nutzen und Schutzwirkung sind nicht zweifelsfrei belegt. Zu häufige Impfauffrischung kann belastend sein.

Kontraindikationen

Allgemeine: ☞ S.178f. Spezielle: Kinder unter 2 Jahre (keine sichere immunogene Wirkung von azellulären Polysaccharid-Antigenen).

Impfstoff

Polyvalenter azellulärer Polysaccharid-Totimpfstoff aus 23 der häufigsten Kapseltypen; Pneumovax 23® (Pasteur Mérieux MSD), Pneumopur® (Chiron Behring).

Impfschutz

Schutzbeginn: 2 Wochen nach Impfung.

Schutzdauer: 3–5 Jahre.

Erfolgsquote: 60–90%.

Grundimmunisierung & Auffrischung

Grundimmunisierung: Einmalige Impfung 0,5 ml tief s.c.

Auffrischung: 0,5 ml tief s.c. alle 3–5 Jahre.

Impfreaktionen

Gelegentlich lokale Reizung. Kurzzeitig Temperaturen, Kopf- und Gliederschmerzen. Bei zu häufiger Impfung: heftige Lokal- und Allgemeinreaktion zu erwarten.

Komplikationen

Keine speziellen bekannt.

Tips & Fehlerquellen

- Nach neueren Untersuchungen fällt der schützende Antikörpertiter bereits im 3. Jahr stark ab, so daß Auffrischungen schon nach 3 Jahren trotz heftigerer Lokalreaktion empfohlen werden. Bei noch früherer Auffrischimpfung äußerst heftige Impfreaktionen!

Steckbrief

Erreger der Poliomyelitis, umgangssprachliche Bezeichnung „Kinderlähmung", sind *Polioviren*, nahe verwandt mit anderen Enteroviren wie Coxsackieviren und ECHO-Viren. Man kennt drei verschiedene Serotypen, die keine Kreuzimmunität erzeugen, so daß man Polio theoretisch dreimal bekommen kann. In Europa tritt meist der Typ I auf, selten der Typ III und sehr selten der Typ II. Die Inkubationszeit beträgt 9–12 Tage. Der Krankheitsverlauf ist bei über 90 % der Fälle klinisch inapparent, bei 5 % zeigt sich nur eine unspezifische Symptomatik mit Fieber, Kopfschmerzen, Erbrechen und Durchfall, evtl. mit seröser Meningitis.

Bei weniger als 1 % der Fälle tritt die typische Symptomatik mit schlaffer Parese (Morgenlähmung beim Aufstehen), evtl. Atemlähmung und sehr langsamer bzw. unvollständiger Erholung auf. Bei Kindern zeigt sich als Folgeschaden oft eine Beinlängendifferenz in Folge einer dauerhaften Lähmung. Todesfälle entstehen meist durch Atemlähmung und nachfolgende Beatmungskomplikationen.

Epidemiologie

- Derzeit keine endogenen Fälle, sondern nur noch importierte Polio in Deutschland.
- Weltweit ca. 2000 gemeldete Fälle/Jahr, 50 % davon in Indien und benachbarten Ländern. Eradikation wird von der WHO gezielt betrieben und soll in den nächsten Jahren erreicht werden.
- Bei ca. 80 % der westdeutschen Bevölkerung sind schützende Antikörper vorhanden, Impfschutz bei Einschulung 80–90 % (1998), bei Erwachsenen ca. 35 % (1998).

Indikation

Alle Kinder sowie alle Erwachsenen ohne kompletten Impfschutz.

Pro & Kontra

Pro: Verhütung der dauerhaften Lähmungen, besonders der Atemlähmung.

Kontra: Ernsthafte Gegenargumente gegen die Impfung gibt es nicht. In weitgehend poliofreien Ländern sind die meisten Erkrankungsfälle impfstoffbedingt, wenn orale Polio-Vakzine (OPV; Le-

P

bendimpfstoff) verwendet wurde und die Kontraindikationen nicht zuverlässig beachtet wurden. Daher wurde in den meisten Industrieländern auf Subkutanimpfung mit inaktivierten Polio-Viren (IPV; Totimpfstoff) umgestellt, in Deutschland Anfang 1998. In Ländern mit ausgedehnter Wildviruszirkulation wird die Schluckimpfung zunächst beibehalten, um die Viruszirkulation über gesunde Ausscheider zu unterbrechen.

Kontraindikationen

- IPV: keine spezifischen Kontraindikationen.
- OPV: in Deutschland generell nicht mehr verwendet!
  Cave: bei Immundefekten, auch bei Kontaktpersonen.

Impfstoff

Totimpfstoff:

IPV = inaktivierte Polio-Viren, Salk-Impfstoff, zur s.c. (oder i.m.) Injektion. Die Impfviren werden auf Zellkulturen gezüchtet und durch Formaldehyd inaktiviert.

- IPV Mérieux®, gezüchtet auf Vero-Zellkulturen; IPV-Virelon® (Chiron Behring) gezüchtet auf Affennieren-Zellkulturen.
- Kombinationsimpfstoffe HiB-DTPa-Polio IPV (Pentavac®, Pasteur Mérieux MSD; Infanrix®-IPV+HiB, SmithKline Beecham) und DTPa-Polio IPV (Tetravac®, Pasteur Mérieux MSD sowie DTPa IPV (Quatro-Virelon®, in Kombination mit Procomvax = HiB-HepB zu verwenden).

Lebendimpfstoff:

OPV = orale Polio-Vakzine, Sabin-Impfstoff, „Schluckimpfung". OPV enthält attenuierte lebende Viren aller drei Stämme.

- Oral-Virelon T1® (Chiron Behring).

Impfschutz

Schutzbeginn: etwa 2 Wochen nach der 2. Injektion.

Schutzdauer:

- IPV: nicht zuverlässig bekannt, mindestens 10 Jahre.
- OPV: nach vollständiger Immunisierung mindestens 10 Jahre.

Erfolgsquote: 90–100 % Titer gegen alle drei Typen.

Grundimmunisierung & Auffrischung

Grundimmunisierung: ab 3. Lebensmonat, 3 mal je 1 Impfdosis s.c. (oder i.m.). Die 2. Impfung frühestens nach 8 Wochen (bis 6 Monate). 3. Impfung im 12.-15. Lebensmonat. IPV-Virelon® nur zweimalige Impfung (Beipackzettel).

Auffrischung:
- IPV: 1 Impfdosis s.c. (oder i.m.) im 11.-18. Lebensjahr.
- Nach vollständiger OPV-Impfung kann auch mit IPV suffizient aufgefrischt werden.
- Vor Reisen in Endemiegebiete bzw. engem Kontakt mit Polio-Kranken ist eine Auffrischung sinnvoll.

Impfreaktionen

Rötung und Schwellung an der Injektionsstelle am 1. oder 2. Tag, sehr selten Fieber.

Komplikationen

- IPV: keine schweren Impfkomplikationen bekannt. Neurologische Erkrankungen (Guillain-Barré-Syndrom) sind nicht sicher kausal zuzuordnen (evtl. zufälliges Zusammentreffen).
- OPV:
  - Eine Impfpolio zeigt sich durch Lähmungen 7–30 Tage nach Schluckimpfung. Häufigkeit 1:4 Mio bis 1:7 Mio (38 Fälle von 1964–1996, davon 27 bei Impflingen, 11 bei Kontaktpersonen). Bei Personen mit Immundefekt häufiger. Impfpolio bei nicht geimpften Kontaktpersonen 1:15 Millionen. Paresen persistieren mindestens 6 Wochen, evtl. mit Dauerschäden. DD: andere Infektionen bzw. gleichzeitige Infektion mit Wildvirus. Eine Impfpolio scheint etwas häufiger vorzukommen, wenn vorher i.m. Injektionen verabfolgt wurden (z.B. i.m. Gabe von Antibiotika). Zum Nachweis: Serologie sofort sowie nach 2 und 4 Wochen (Referenzlabor, Serum einfrieren). Virusnachweis in Stuhl (sofort sowie nach 2 und 5 Tagen), Rachenabstrich/ -spülwasser, evtl. auch Liquor. Typdifferenzierung in Viruslabor.

P

– Krampfanfälle treten nach der Polio-Impfung nicht häufiger auf als spontan.
– Der Zusammenhang mit schweren Durchfallserkrankungen ist nicht gesichert.

Tips & Fehlerquellen

Wenn der orale Impfstoff auf Zucker gegeben wird, sollte nur handelsüblicher Würfelzucker verwendet werden. Brauner Zucker und Zucker aus „offener Sackware" kann Pestizide oder Formaldehyd enthalten, wodurch das Impfvirus innerhalb weniger Minuten zerstört wird.

P

Steckbrief

Erreger: Rötelnvirus (*Rubellavirus*).

Postnatale Röteln: Übertragung horizontal durch Tröpfcheninfektion, Inkubationszeit 14–23 Tage, Ansteckungsfähigkeit 6 Tage vor Exanthembeginn bis 8 Tage nach Maximum des Exanthems. Unspezifischer Beginn mit Schwellung zervikaler und nuchaler Lymphknoten für eine Woche, dann Exanthem (feinfleckig, makulös, nicht konfluierend, am Kopf beginnend). Meist leichter Verlauf mit gering erhöhter Temperatur. **Komplikationen:** Enzephalitis: 1:6 000, eher ab Jugendalter; Thrombozytopenie: 1:3 000, günstige Prognose; Arthritis: eher bei Erwachsenen.

Konnatale Röteln: Pränatale Infektion (vertikal Mutter/Embryo). Gefahr: schwere **Embryopathie** mit Hirnfehlbildungen, Innenohrschaden, Mikrophthalmus, Herzfehler. Komplikationsrisiko:

- 1.-6. SSW: 50–60%
- 7.-9. SSW: 25%
- 10.-12. SSW: 20%
- 13.-17. SSW: 10%, danach < 3%.

Epidemiologie

- Mindestens 50000 Erkrankungen/Jahr. Etwa 5% der Schwangeren haben keine ausreichende Immunität.
- Impfschutz bei Einschulung 75–90% (1998)

Indikation

Alle Kinder, alle Jugendlichen und Frauen.

Pro & Kontra

Pro: Sichere Vermeidung schwerster Schädigungen des Neugeborenen. Verschiedentlich wurde diskutiert, nur Mädchen zu impfen, damit die Knaben für eine Auffrischung des Impfschutzes nach Kontakt mit Wildröteln sorgen. Diese Strategie hat sich z.B. in Österreich als nicht sicher genug zur Vermeidung der Embryopathie gezeigt. Außerdem richtet sie sich nur gegen die Embryopathie und nimmt die zwar sehr seltenen, aber in Einzelfällen nachgewiesenen Komplikationen postnataler Infektionen bei Männern (z.B. Arthri-

R

tis, Myokarditis, Perikarditis) in Kauf. Im übrigen setzt eine solche Strategie die Fortsetzung der Rötelnimpfung bis in alle Ewigkeit voraus. Daher wird von der WHO durch Impfung aller Kinder die Eradikation angestrebt.

Kontra: Keine ernsthaften Gegenargumente.

Kontraindikationen

Akute Infektionen, vor allem Virusinfekte (kein Impferfolg zu erwarten). Schwangerschaft (aus prinzipiellen Erwägungen, s. u.).

Impfstoff

Lebendimpfstoff (HDC-Vakzine, auf menschlichen Zellen gezüchtet, Stamm Wistar RA 27/3):
- Röteln-Impfstoff HDC Mérieux® (Pasteur Mérieux MSD), Röteln-Vaccinol® (Procter & Gamble), Rubellovac® (Behring), Ervevax® (SmithKline Beecham)
- Kombinationsimpfstoffe (Masern-Mumps-Röteln) ☞ S. 136.

Impfschutz

Schutzbeginn: Nach 7 – 10 Tagen.

Schutzdauer: Meist 10–20 Jahre und länger. Bei Kinderwunsch bzw. Schwangerschaft Titerkontrolle; Schutz wahrscheinlich bei einem HAH-Titer 1:16, sicher ab 1: 32 bzw. Elisa IgG 1: (256.

Erfolgsquote: Nach einmaliger Impfung 95% Serokonversion, nach Auffrischung fast 100%.

Grundimmunisierung & Auffrischung

Grundimmunisierung:
- 1. Impfung im 12.-15. Lebensmonat, 2. Impfung im 5.-6. Lebensjahr, je 1 Impfdosis s. c. oder i. m.
- Erstimpfung erwachsener Frauen: sicherer Konzeptionsschutz!

Auffrischung: Alle Mädchen mit 12–15 Jahren, wenn keine komplette Grundimmunisierung vorliegt.

Passive Immunisierung

Mit Röteln-Immunglobulin® (Behring) z. B. bei Rötelnkontakt in der Frühschwangerschaft und niedrigem bzw. negativem Titer.

Gabe von 0,3 ml/kg, mindestens 15 ml i.m.; Gabe nur bis zum 5. Tag der Inkubation sinnvoll, also vor Einsetzen der Virämie. Vorher Serologie abnehmen! Engmaschige Kontrollen. Positives Rö-IgM beweist Infektion mit Wildröteln.

Impfreaktionen

Impfreaktion häufig, ca. am 10. Tag, mit leichtem Fieber, Lymphknotenschwellung, evtl. auch flüchtigem Exanthem. Erstimpfung bei Jugendlichen und Erwachsenen führt bei 10–15% in der 2.-4. Woche zu Arthralgien, selten über Monate persistierend.

Komplikationen

- Evtl. neurologische Symptome, aber bisher niemals zweifelsfrei als impfbedingt nachgewiesen.
- Versehentliche i. v. Injektion kann zum Schock führen!

Tips & Fehlerquellen

- Versehentliche Impfung während Schwangerschaft ist keine Abbruch-Indikation, da bisher keine Embryopathie durch Impfviren bekannt ist.
- Bei nicht geschützten Schwangeren Impfung gleich nach Geburt vornehmen, damit es nicht in Vergessenheit gerät.

R

Steckbrief

Infektion offener Wunden (auch Bagatellverletzungen!) mit dem toxinbildenden Wundstarrkrampferreger *Clostridium tetani*. Tetanus-Sporendichte im Erdboden und Staub sehr unterschiedlich. Bei Verletzungen vor allem mit Erd- und Schmutzkontakt und anaeroben Wundverhältnisse (Quetschwunden, Stichkanäle etc.) besteht eine erhöhte Gefahr. Prodromi mit Parästhesien im Bereich der Verletzung, Krankheitsgefühl, Unruhe, Schlafstörungen. Danach tonisch-klonische, sehr schmerzhafte Muskelkrämpfe (Trismus, Opisthotonus, typischer Gesichtsausdruck). Generalisierung mit Beteiligung der Atemmuskulatur. Tod durch Kammerflimmern und Herzstillstand. Letalität trotz Intensivtherapie 50 %, bei Neugeborenen ungeimpfter Mütter (z. B. durch ungenügende Nabelhygiene) fast 100 %. Inkubationszeit 2 bis 4 Wochen.

Epidemiologie

- Ca. 5–10 gemeldete Todesfälle/Jahr in Deutschland, Dunkelziffer nicht abzuschätzen.
- Impfschutz bei Einschulung 80–90 % (1998), Erwachsene ca. 50–60 % (1998).

Indikation

Alle Personen, in jedem Alter.

Pro & Kontra

Pro: Sicherer Schutz vor dem tödlich verlaufenden Wundstarrkrampf.

Kontra: Keine ernsthaften Gegenargumente. Tetanus-Impfung wird sogar von Impfgegnern meist für sinnvoll gehalten.

Kontraindikationen

Allgemeine: ☞ S. 178 f. Spezielle: keine.

Impfstoff

- Toxoidimpfstoff (entgiftetes Toxin von *C. tetani*) als Aluminiumadsorbat: Tetanol® (Behring), Tetasorbat SSW® (SmithKline Beecham), Tetavax® (Pasteur Mérieux), T-Immun® (Immuno) zur i. m. Injektion.

- Fluidimpfstoff (nicht als Aluminiumadsorbat) ist nur zur Auffrischung geeignet (Tetamun SSW®, SmithKline Beecham), ausschließlich s.c. Injektion.
- Kombinationsimpfstoffe (DT, DTP, DTPa, HiB-DTPa, Td u.a.) ☞ S.135f.

Impfschutz

Schutzbeginn: Nach einmaliger Impfung kein Schutz, nach der 2. Impfung deutlich ansteigender Titer innerhalb weniger Wochen, sicherer Schutz ab etwa 2 Wochen nach abgeschlossener Grundimmunisierung.

Schutzdauer: 10 Jahre und länger.

Erfolgsquote: Einigermaßen regelmäßige Auffrischung auch bei Erwachsenen bedeutet 100%igen Schutz. Gewünschter Titer > 0,1 IE/ml, unterer Schutzgrenzwert 0,01 IE/ml.

Grundimmunisierung & Auffrischung

Grundimmunisierung:

- Laut Impfplan in Kombination (mit Diphtherie, Pertussis, HiB, Polio IPV) ab 3. Lebensmonat 4malig je 1 Impfdosis mit mindestens 4 Wochen Abstand, längere Abstände unproblematisch (z.B. 3., 4., 5. und 12.-15. Lebensmonat).
- Grundimmunisierung in späterem Lebensalter: 3malig je 1 Impfdosis, Monate 0 und 1–3 und 3–12 mit jeweils mindestens 4 Wochen Abstand.

Auffrischung: Laut Impfplan mit Td-Impfstoff 5.-6. und 11.-18. Lebensjahr, danach alle 10 Jahre.

Passive Immunisierung

Indiziert nach Verletzungen bei unvollständigem, fehlendem oder unbekanntem Impfstatus (☞ Kap. Serologische Titerkontrollen, S.168f.). Homologes Tetanusimmunglobulin (Tetagam N®, Chiron Behring; Tetanobulin®, Immuno) mit 250 IE Antitoxin (bei Erwachsenen und Kindern gleiche Dosis) als i.m. Gabe, bei Antikoagulation auch s.c. Gabe möglich. Bei sehr schweren Verletzungen oder Verbrennungen 500 IE.

T

Impfreaktionen

Lokale Schwellungen und Rötungen sind häufig, ebenso leichte Allgemeinsymptome. Allergische Reaktionen sind sehr selten, und eher auf Fehlinjektion als auf Allergien durch einen Bestandteil des Impfstoffs zurückzuführen.

Komplikationen

- Schwere Impfreaktionen mit Neuritiden, Guillain-Barré-Syndrom, Thrombozytopenie, Glomerulonephritis wurden vereinzelt beschrieben, sind aber meist nicht zweifelsfrei kausal der Impfung zuzuordnen.
- Versehentliche i. v. Injektion kann Schockreaktionen auslösen.
- Versehentliche s. c. Injektion des Adsorbat-Impfstoffes prinzipiell ungefährlich, aber verstärkte Lokalreaktion (sehr oft als Impfabszess fehlgedeutet).

Tips & Fehlerquellen

Unnötig häufige Impfung, vielleicht sogar mit Immunglobulin-Gabe, nur weil das Impfbuch nicht aktuell vorliegt. Diese Situation kommt sehr häufig bei Schulkindern vor. Abhilfe: bei zuverlässig erscheinenden Patienten Impfbuch innerhalb 24 Stunden vorlegen lassen bzw. entsprechend aufklären (und dokumentieren). Pat. ohne Impfausweis werden in Kliniken 10 mal so häufig unnötigerweise geimpft als bei vorliegender Impfdokumentation.

T

Verhalten im Verletzungsfall

- **Chirurgische Versorgung** der Wunde, unter Vermeidung anaer-ober Wundtaschen.
- **Impfstatus erfragen**.
  - Als *vollständiger Impfstatus* gilt: Personen mit 3 (oder 4) Ba-sis-Immunisierungen und regulärer, ab Erwachsenenalter 10jähriger Auffrischung.
- Keine sofortige Impfindikation:
  - Leichte Verletzung, saubere Wunde: in den letzten 10 Jahren eine Injektion.
  - Schwere oder verschmutzte Wunde: in den letzten 5 Jahren eine Injektion.
- Indikation zur Tetanus-Impfung
  - 2 oder weniger Injektionen der Grundimmunisierung bzw. letzte Injektion bei vorangegangener vollständiger Grundim-munisierung vor mehr als 10 Jahre.
- Indikation zur Tetanusimmunglobulin-Gabe:
  - Unbekannter Impfstatus, keine oder nur 1 Impfung.
  - Verletzung älter als 24 h und nur 2 Impfungen.
- Keine Indikation zur Tetanusimmunglobulin-Gabe:
  - Bei sauberen kleinen Wunden unabhängig vom Impfstatus.
  - 2 und mehr Impfungen.

Tip: Wenn bei lange zurückliegender Grundimmunisierung und neu begonnener Impfung sehr heftige Reaktionen auftreten, besteht of-fenbar doch ein boosterfähiger Impfschutz, dann Titer bestimmen.

T

Tollwut (Rabies)

Steckbrief

Durch Tierbiß oder Schleimhautkontakt mit kontaminiertem Speichel übertragene Infektion mit dem neurotropen *Tollwutvirus*. Verläuft unter dem Bild einer zunehmenden neurologischen Übererregbarkeit, Schlundkrämpfen und Hydrophobie. Mortalität bei Krankheitsausbruch nahezu 100%. Inkubationszeit im Mittel 30 bis 90 Tage, extreme Latenzen zwischen 4 Tagen und 19 Jahren wurden beschrieben. Diagnostisch schwierig ist der Verlauf der „Stillen Wut", der lediglich das Bild aufsteigender Lähmungen mit Atem- und Schluckinsuffizienz zeigt. Häufigkeit in Deutschland: 0 bis 1 Erkrankung jährlich.

Überträger: v.a. Hund, Fuchs, Wolf, Fledermaus (Lateinamerika). Seltener Katzen, Mungos, Waschbären, Stinktiere, Affen und Kleinnager.

Epidemiologie

Der WHO werden jährlich etwa 60000 Erkrankungs- und Todesfälle gemeldet. Als Reisekrankheit selten: Schätzungen gehen von 1 gefährlichen Tierbiß auf 500–1000 Reisende/Monat Aufenthaltsdauer aus. Australien, Neuseeland und Neuguinea sind tollwutfrei.

Indikation

- Jäger, Förster, Personen mit Wildtierumgang, Tierärzte, Personal in Labors mit Tollwutrisiko.
- Reisende mit längerem Aufenthalt in ländlichen Gebieten mit Tollwutrisiko und häufiger zu erwartendem Kontakt mit freilebenden oder Haustieren: Trekking-, Rucksackreisende, Entwicklungshelfer.
- Postexpositionell: Biß oder Speichelkontamination durch tollwutverdächtiges Tier; Kontakt eines Impfstoffköders mit Schleimhaut oder verletzter Haut.

Pro & Kontra

Pro: Indikationsimpfung für gefährdete Berufe oder Abenteuerreisende. Angesichts der hundertprozentigen Mortalität bei Ausbruch der Erkrankung Indikation eher großzügig stellen.

Kontra: Keine ernsthaften Gegenargumente.

Kontraindikationen

- Präexpositionell: Allgemeine: ☞ S. 178 f. Spezielle: Kinder unter 12 Monaten.
- Postexpositionell: keine.

Impfstoff

- Totimpfstoff aus inaktiviertem Rabies-Virus, gezüchtet auf humanen diploiden Zellkulturen (HDC-Impfstoff): Rabivac® (Chiron Behring), Tollwut-Impfstoff (HDC) inaktiviert (Pasteur Mérieux MSD).
- Totimpfstoff aus inaktiviertem Rabies-Virus, gezüchtet auf Hühnerfibroblasten-Zellkulturen (PCEC): Rabipur® (Chiron Behring).

Impfschutz

Schutzbeginn (präexpositionell): 1 Woche nach 3. Impfung.

Schutzdauer: 1 Jahr. Bei Dauerprophylaxe (beruflich bedingt): Antikörpertiter jährlich kontrollieren, Auffrischung wenn Titer unter 0,5 IE/ml.

Erfolgsquote: Fast 100 %.

Grundimmunisierung & Auffrischung

Grundimmunisierung:

- Präexpositionell: 3malige Impfung je 1,0 ml i.m., bevorzugt in den M. deltoideus (bessere Wirksamkeit), Tage 0 und 7 und 21. Bei Antikoagulation je 1,0 ml tief s.c.
- Postexpositionell:
  1. Rabiesimmunglobulin (RIG) 20 IE/kg; je zur Hälfte um die Bißstelle herum infiltrieren und die andere Hälfte i.m. Gründliche Wundtoilette mit Seifenlösung und Desinfektion mit 70%igem Alkohol!
  2. Sechsmalig HDC-Impfstoff je 1,0 ml i.m., bei Antikoagulation tief s.c., Tage 0, 3, 7, 14, 28, 90.
  Sofern eine präexpositionelle Impfung durchgeführt worden war und folgende Zeitspannen seitdem verflossen sind:
  < 1 Jahr: zweimalig HDC-Impfstoff je 1,0 ml i.m., Tage 0 und 3.

T

> 1 und < 5 Jahre: dreimalig HDC-Impfstoff je 1,0 ml i. m., Tage 0, 3, 7.
> 5 Jahre: vollständige postexpositionelle Prophylaxe.

Auffrischung: Bei fortdauerndem Risiko 1,0 ml i. m. 1 Jahr nach der letzten präexpositionellen Impfung, danach alle 3–5 Jahre.

Impfreaktionen

Bei 25 % der Impfungen lokale Reizung, bei ca. 6 % Arthralgien und Abgeschlagenheit.

Komplikationen

Allgemeine: ☞ S. 149 f. Spezielle: Bei Verwendung des in manchen Entwicklungsländern gebräuchlichen, auf tierischen Nervenzellkulturen produzierten Impfstoffs (s. c. Anwendung) ist in 1:400 bis 1:5000 Fällen eine Postvakzinations-Enzephalitis möglich.

Tips & Fehlerquellen

- Ist im Reiseland wegen eines Bisses eine postexpositionelle Prophylaxe begonnen worden, sollte bei unbekanntem Impfstoff nochmals RIG gegeben und die Postexpositionsprophylaxe neu begonnen werden.
- Keine Überdosierung der RIG, da sonst Impferfolg durch die aktive Rabiesvakzine fraglich wird.
- **Cave:** Der Impfstoff Rabipur® (Chiron Behring) wird auf Hühnerfibroblasten gezüchtet und darf bei Hühnereiweißallergie nicht verwendet werden.
- Wenn das fraglich infizierte Tier nach 10 Tagen Beobachtungszeit noch lebt und keine Symptome zeigt, kann die Postexpositionsprophylaxe abgebrochen werden.
- An Tetanus- (und Diphtherie-)Auffrischung denken!
- Verdacht, Erkrankung und Tod meldepflichtig.

T

Steckbrief

Erreger der Tuberkulose (Tb) ist das *Mycobacterium tuberculosis* (aber auch nahe Verwandte wie *M. bovis*). Wirt ist der Mensch (auch Rinder, selten andere Säugetiere). Die Infektion erfolgt heute in der Regel durch Tröpfchen von Mensch zu Mensch, kaum noch intestinal durch infizierte Kuhmilch. Die Kontagiosität ist gering, die Inkubationszeit beträgt mindestens 2 Wochen, meist 6 Wochen und sehr viel länger. Der Infektionsverlauf ist oft (in bis zu 50% der Fälle) subklinisch.

- Primäre Tb: meist pulmonale Erstinfektion, milde Infektionszeichen, wenig Lokalsymptome. Selten Übergang in progressive Lungenerkrankung (Pleuritis, Kavernen).
- Postprimäre Tb: Reaktivierung eines Primärherdes, Generalisierung mit Befall von Lymphknoten, Pleuritis, Meningitis, Skelett-Tb und weiteren Organmanifestationen.
- **Cave:** Primäre Generalisierung bei Säuglingen, bei HIV-Infizierten und bei anderen Immundefekten.

Indikation

Derzeit ist die Impfung nicht empfohlen.

Impfstoff

Der BCG-Impfstoff besteht aus attenuiertem **B**acillus Calmette-**G**uérin (Stamm 1331 Kopenhagen), einem ursprünglich aus *Mycobacterium bovis* gewonnenen Impfkeim. BCG-Vaccine Behring® (Chiron Behring).

Impfschutz

Schutzbeginn: Stimulierung der zellulären Immunität innerhalb von ca. 4 Wochen, dadurch relativer Schutz vor Komplikationen.

Schutzdauer: Wenige Jahre bis zu ca. 10 Jahren.

Erfolgsquote: Durch den Impfstoff ca. 80% Tb-Konversion, d.h. positiver Tuberkulintest. Überprüfung des Impferfolgs durch Tuberkulintest nach 3 Monaten.

Grundimmunisierung und Auffrischung: Entfällt.

T

Impfreaktionen

An der Impfstelle bildet sich innerhalb von 1–2 Monaten ein ca. 0,5 cm großer Knoten, gelegentlich ein Ulkus, Abheilung mit Narbenbildung. Schwellung der regionalen Lymphknoten über mehrere Monate.

Komplikationen

Vor allem bei zu tiefer Injektion (aber auch bei korrekter Technik) können die Impfkeime zu einer signifikanten Infektion führen:

- Impfulkus über 6 mm Größe: Therapie mit Isoniazid (INH) 8 mg/kg/d über 6 Wochen bis drei Monate.
- Abszedierende Lymphadenitis, meist in der Leiste, nach ein bis drei Monaten, bei 0,1 bis 4 % je nach Stamm und Impftechnik. Entfernung des Lymphknotens; keine Punktion wegen Rezidivgefahr bzw. Fistelung! INH-Therapie.
- Osteomyelitis: Häufigkeit 1:10 000 oder seltener, nach 6 Monaten bis 4 Jahren, im Schnitt nach 18 Monaten. Meist gelenknah an Knie oder Ellenbogen, aber auch an allen anderen Skelettabschnitten möglich. Nachweis des BCG-Keims in Biopsiematerial. Dreifachtherapie.
- BCG-Sepsis bei Personen mit Immundefekten, oft nach jahrelangem Verlauf trotz Therapie tödlich.

Tips & Fehlerquellen

- Die BCG-Impfung schützt nicht sicher vor „atypischen" Mykobakterien. Diese lassen sich auch durch die Testung nicht sicher nachweisen, sondern nur kulturell oder durch Polymerasekettenreaktion (PCR) in entsprechendem Material (Sputum bei Mukoviszidose, Stuhl bei HIV-Patienten).
- Bei erheblicher Infektionsgefahr (offene Tb in näherer Umgebung) auf INH-Prophylaxe ausweichen. Regelmäßige Tuberkulintestung etwa alle 6 Monate.

T

Arten der Tuberkulintestung

Intrakutantest (Mendel-Mantoux): Bei diesem Test wird eine genau definierte Menge Tuberkulin (GT = gereinigtes Tuberkulin) durch intrakutane Injektion zugeführt. Dosierungen (in jeweils 1 ml Lösungsflüssigkeit):

- GT 1 = 1 IE
- GT 10 = 10 IE
- GT 100 = 100 IE
- GT 1000 = 1 000 IE

Injiziert werden 0,1 ml der jeweiligen Lösung. Bei aktiver Tuberkulose darf nur mit der geringsten Konzentration getestet werden. Ansonsten kann mit GT 10 begonnen werden, bei negativem Ausfall Nachtestung mit GT 100 bzw. 1000.

Das **Testareal** muß eindeutig gekennzeichnet sein, z.B. durch einen mit Kugelschreiber markierten Kreis. Die Teststelle sollte 24 Stunden nicht mit Wasser in Berührung kommen.

Stempelteste (Tine Test®, Tubergen-Test® etc.) sind obsolet, bis zu 15% falsch positiv und bis zu 30% falsch negativ, daher auch für Screening nicht geeignet!

Beurteilung

Ein Tuberkulintest kann zunächst eine *unspezifische* Reaktion hervorrufen. Diese ist nach 2 Tagen vollständig abgeklungen. Die *spezifische* Tuberkulinreaktion beginnt frühestens nach 24 Stunden, hat am 2. bis 4. Tag den Höhepunkt und klingt über Tage bis Wochen ab. Nur diese spezifische Reaktion ist diagnostisch von Bedeutung. Daher wird der Tuberkulintest *frühestens am 3. Tag* und *spätestens am 7. Tag* abgelesen.

GT-Testung:

- Tastbare Induration > 5 mm, mit entsprechender Rötung. Ein Test mit GT 1 reicht zum sicheren Ausschluß einer Tb nicht aus. Im Normalfall wird man mit GT 10 beginnen und bei entsprechendem Verdacht mit GT 100 und dann 1000 nachtesten.
- **Cave:** Bei aktiver Tb und Testung mit GT 100 oder GT 1000 kann es zu einer sehr heftigen Testreaktion mit Nekrose kommen!

T

Stempelteste: Jeder Stempelabdruck wird einzeln bewertet. Es zählt nicht nur die Rötung, sondern noch mehr die tastbare Induration. Der Test gilt als positiv bei:

- Mindestens 3 Papeln.
- Knötchen > 2 mm.

Fehlerquellen

- Technische Fehler: falsche Intrakutan-Technik, falsche Technik beim Stempeltest, fehlerhaftes Material z.B. durch falsche Lagerung.
- Ablesefehler.
- Fehlerhafter Ablese-Zeitpunkt.
- Falsch negativ nach Masern (auch Masernimpfung) oder anderen Virusinfektionen.

Tip: Eine Tuberkulintestung kann laut Bundesseuchengesetz (§ 47, Absatz 4,5) angeordnet werden und muß geduldet werden, auch von Minderjährigen. Das Grundrecht der körperlichen Unversehrtheit wird insoweit eingeschränkt.

T

Steckbrief

Fieberhafte Infektion durch *Salmonella typhimurium* unter Bedingungen mangelhafter Hygiene. In tropischen und subtropischen Ländern endemisch. Fäkal-orale Übertragung. Erkrankung verläuft unter vielgestaltiger Symptomatik bis hin zum „akuten Abdomen"; evtl. Verwechslung mit Appendizitis. Indikationsimpfung!

Epidemiologie

In Deutschland zwischen 60 und 80 Fälle jährlich, von denen der weitaus größte Anteil (über 85%) auf Auslandsreisen erworben wurde.

Indikation

Reisen in Länder mit niedrigem Hygienestandard.

Pro & Kontra

Pro: Gute Verträglichkeit und Schutzwirkung, gehört zur Reisevorbereitung bei Reisen in Länder mit niedrigem hygienischen Standard. Der orale Lebendimpfstoff ist bei Angst vor Injektionen oder bei Blutgerinnungsstörungen dem (zu injizierenden) Totimpfstoff vorzuziehen.

Kontra: Keine Gegenargumente.

Kontraindikationen

- Allgemeine: ☞ S. 178f.
- Akute Darmerkrankungen, Immunsuppression, Schwangere nur mit strenger Indikationsstellung.
- Aktuelle Behandlung mit Antibiotika (töten die Impfkeime ab).
- Kinder bis zum 12. Lebensmonat.

Impfstoff

Attenuierter Salmonellen-Impfstamm Ty 21a, z.B. Typhoral L® (Chiron Behring).

T

Typhus (Lebendimpfstoff)

Impfschutz

Schutzbeginn: 5 Tage nach Einnahme der letzten Impfdosis.

Schutzdauer: 9 bis 12 Monate, in Einzelfällen bis zu 7 Jahre.

Erfolgsquote: 50–100%.

Grundimmunisierung & Auffrischung

Grundimmunisierung: Dreimalige Schluckimpfung je 1 Kapsel auf nüchternen Magen (1 Stunde vor dem Frühstück), Tage 0 und 2 und 4.

Auffrischung: Nur nach Bedarf Wiederholung der Grundimmunisierung (wenn letzte Impfung mehr als 9 Monate zurückliegt).

Impfreaktionen

Gelegentlich leichte Verdauungsstörungen (Übelkeit, leichter Durchfall; nie länger als 5 Tage nach Einnahme der letzten Kapsel).

Komplikationen

Keine bekannt.

Tips & Fehlerquellen

- Nicht gleichzeitig mit Antibiotika, Sulfonamiden oder Mefloquin, da Impfstämme sonst abgetötet werden!
- Abstände: Malariaprophylaxe frühestens 3 Tage nach letzter Typhuskapsel.
- Verdacht, Erkrankung und Tod meldepflichtig.

T

Steckbrief

☞ Typhus, Lebendimpfstoff.

Indikation

Reisen in Länder mit niedrigem Hygienestandard.

Pro & Kontra

Pro: Zusätzlich zu Lebendimpfstoff: keine Wechselwirkung mit Polioschluckimpfung, Antibiotika oder Malariaprophylaxe. Längere Schutzdauer.

Kontra: Keine Gegenargumente.

Kontraindikationen

Allgemeine: ☞ S. 178 f. Spezielle: Kinder unter 2 Jahren (keine sichere immunogene Wirkung von azellulären Polysaccharid-Antigenen).

Impfstoff

Kapselpolysaccharid aus *Salmonella-typhi*-Stämmen; Typhim Vi® (Pasteur Mérieux MSD); Typherix® (SmithKline Beecham).

Impfschutz

Schutzbeginn: 10 Tage nach Impfung.

Schutzdauer: 3 Jahre.

Effizienz: 60–80 %.

Grundimmunisierung & Auffrischung

Grundimmunisierung: Einmalige Impfung 0,5 ml tief s. c. oder i. m.

Auffrischung: Nur nach Bedarf Wiederholung der Grundimmunisierung (wenn letzte Impfung 3 Jahre oder länger zurückliegt).

Impfreaktionen

Leichte bis mäßige Lokalreaktionen.

Komplikationen

Keine bekannt.

T

Tips & Fehlerquellen
- Möglichst gleichzeitig mit anderen erforderlichen Impfungen.
- Keine Abstände zu Malariaprophylaxe nötig.

T

Steckbrief der Krankheit

Erreger der Varizellen (Windpocken) bzw. des Zoster (Gürtelrose) ist das zu den Herpes-Viren gehörende *Varizella-Zoster-Virus* (VZV). Einziger Wirt ist der Mensch, die Übertragung erfolgt direkt oder durch Tröpfcheninfektion, seltener über die Luft (aerogen). Die Inkubationszeit beträgt 11–28 Tage, im Mittel 14–18 Tage. Infektiosität besteht 2 Tage vor Beginn des Exanthems bis zum Abfallen der Krusten. Die Windpocken beginnen zunächst mit unspezifischen grippalen Symptomen, dann zeigt sich das charakteristische Exanthem mit Flecken, Bläschen, Krusten gleichzeitig in verschiedenen Stadien über den ganzen Körper verteilt. Gürtelrose ist ein Rezidiv der Windpocken, hervorgerufen durch das in Ganglien persistierende Virus. Auftreten des Zoster häufig erst im Alter bei schweren Erkrankungen bzw. nach immunsuppressiver Therapie oder HIV-Infektion, aber auch früher und ohne erkennbaren Anlaß.

Krankheitskomplikationen (Varizellen):

- Bakterielle Superinfektion mit Narbenbildung.
- Zerebellitis (< 0,1 %).
- Enzephalitis (< 0,01 %), Meningitis.
- Pneumonie (Kinder < 0,1 %, Erwachsene bis > 10 %).
- Thrombopenie, Hämorrhagien, Arthritis u. a.
  - Komplikationsrate und Mortalität sind wesentlich erhöht bei jungen Säuglingen, Erwachsenen, Patienten mit Immundefekten sowie bei Leukämie/Malignomen unter immunsuppressiver Therapie (hierbei auch Rezidiv als Zoster, s. o.).

Epidemiologie

Es existieren weder Angaben zur Krankheits- noch zur Komplikationshäufigkeit in Deutschland.

Indikation

Nicht immune Personen (seronegativ) mit besonderer Gefährdung:

- Leukämie (Impfung während Remission).
- Schwere atopische Dermatitis.
- Vor immunsuppressiver Therapie, z. B. wegen Organtransplantation, malignen Erkrankungen, Autoimmunerkrankungen etc.

V

- medizinisches Personal in Kinderkliniken/Praxen.

Pro & Kontra

Pro: Bei entsprechender Indikation.

Kontra: Eine allgemeine Impfung ist aus Kostengründen und wegen der allgemein relativ geringen Komplikationsrate der Varizellen noch nicht in Sicht, ebensowenig das Ziel der Eradikation der Varizellen.

Kontraindikationen

Immundefekte, laufende Immunsuppression, Schwangerschaft.

Impfstoff

Attenuierte lebende Viren (OKA-Stamm), auf humanen Zellen gezüchtet: Varilrix® (SmithKline Beecham SSW).
Kombinationsimpfstoffe mit Masern/Mumps/Röteln sind in Erprobung, in einigen Ländern (CH) teilweise gebräuchlich.

Impfschutz

Schutzbeginn: Nach ca. 2 Wochen.

Schutzdauer: Bei Immundefizienz evtl. < 2 Jahre, sonst Jahrzehnte.

Erfolgsquote: Bei Immungesunden > 95 % wirksam, bei Immundefekt deutlich weniger, daher Titerkontrolle und Nachimpfung empfohlen.

Grundimmunisierung & Auffrischung

Grundimmunisierung: Einmalige Injektion einer Impfdosis s.c.

Auffrischung: Bei immunologisch beeinträchtigten Personen Titerkontrolle, dann eventuell Nachimpfung.

Passive Immunisierung

Indikation: Nichtimmune und abwehrgeschwächte Patienten, vor allem onkologische Patienten, Neugeborene; deren Mütter, wenn sie 4 Tage vor bis 2 Tage nach Geburt an Varizellen erkranken; seronegative Schwangere mit Varizellenkontakt in den ersten 5 Schwangerschaftsmonaten.

V

Immunsera:

- Varicellon® (Centeon Pharma/Chiron Behring) einmal 0,2–0,4 ml/kg i.m.
- Varitect® (Biotest), einmal 1–2 ml/kg i.v.

Relativ gute Wirksamkeit innerhalb der ersten 3 Inkubationstage, später nicht mehr so sicher.

Impfreaktionen

Nach einigen Tagen kann Fieber auftreten. Ein Impfexanthem mit einzelnen Flecken wird bei 10 % der immunologisch gesunden Personen und bei bis zu 25 % bei Immunsupprimierten beobachtet. Ein späterer (milde verlaufender) Zoster ist möglich.

Komplikationen

- Impfvarizellen in der 2. bis 3. Woche kommen vor allem bei Immunsupprimierten vor und können klinisch fast wie die echte Infektion verlaufen.
- Enzephalitiden sind bisher nicht sicher nachgewiesen, aber denkbar.
- Sehr selten Thrombozytopenie.

Tips & Fehlerquellen

- Standard Immunglobulin enthält auch Varizellen-Antikörper und ist wesentlich billiger. Es ist aber zur VZV-Prophylaxe nicht zugelassen, und die Titer sind nicht definiert, außerdem ist nicht bekannt, ob ein Schutz z.B. durch größere Mengen wirklich erreicht werden kann. Daher sollte zur passiven Prophylaxe nur spezifisches Immunglobulin verwendet werden.
- Eine aktive Immunisierung während der Inkubationszeit ist möglich, wenn sie in den ersten Tagen nach einem punktuellen Kontakt erfolgt.

V

Bei Impfungen ergeben sich nicht nur durch die wissenschaftlichen Fortschritte bei der Herstellung von Impfstoffen laufend Veränderungen, sondern auch durch die sich ständig ändernde epidemiologische Situation. Daher ist in der Zukunft einerseits mit der Entwicklung von Impfstoffen gegen Erreger zu rechnen, gegen die es noch keinen Impfschutz gibt, und von Impfstoffen gegen bisher noch unbekannte Erreger. Andererseits werden für bestehende Impfungen neue Impfstoffe entwickelt, mit dem Ziel einer verbesserten Wirksamkeit, geringeren Komplikationsrate oder besseren Handhabbarkeit.

Modifikationen bei bereits bestehenden Impfungen

Cholera: Der bisherige parenterale Cholera-Impfstoff ist wenig wirksam und führt zu oft heftigen lokalen Nebenwirkungen. Derzeit befinden sich orale Impfstoffe in Entwicklung, mit denen eine lokale IgA-Antwort erzielt werden kann.

- Attenuierter Lebendimpfstoff (Stamm CVD 103-HgR), unter der Bezeichnung Orochol® in der Schweiz und Argentinien zugelassen. Ist die Impfung erst kurz vor Einreise in ein Land erfolgt, das Cholera-Impfung vorschreibt, kann es wegen der Ausscheidung des Impfkeims zu Problemen bei der Einreise kommen, daher **rechtzeitig impfen!** Wirksamkeit je nach Serotyp der Wildinfektion ca. 60–100%, vollständiger Schutz gegen schwere Diarrhöen.
- Totvakzine (BS-WC = B-Subunit-Whole Cell), aus Schweden: Schutzrate ca. 85% nach 1 Jahr, 60% nach 2 Jahren, schlechter bei Kleinkindern. Der Impfstoff scheint zumindest für einige Monate auch gegen enterotoxische Coli-Bakterien zu wirken.

Influenza: Ein trivalenter nasaler Lebendimpfstoff befindet sich in klinischer Erbrobung. Bei Impfung von Kleinkindern ist eine Reduktion von Krankheitstagen, nicht aber von Erkrankungs-Episoden nachgewiesen.

Entwicklung neuer Impfstoffe

Borreliose (Lyme-Disease): Die Infektion mit *Borrelia burgdorfferi* (durch Zeckenbiß) verläuft sehr häufig primär asymptomatisch, ruft aber viele Spätkomplikationen bzw. chronische Erkrankungen hervor. Das Risiko einer Infektion ist fast weltweit gegeben. Daher ist die Entwicklung eines Impfstoffes wünschenswert. Es gibt mehrere Ansätze:

- Gentechnologisch hergestelltes Oberflächen-Lipoprotein (OspA) wird entweder als Fluidimpfstoff oder als Adsorbatimpfstoff zubereitet. Es handelt sich also um eine Totimpfung. Sicherheit und Immunogenität sind nachgewiesen.
- Ein Oberflächenantigen (K31DA) kann ebenfalls verwendet werden. Die Immunogenität ist hoch.
- Der Impfstoff steht in den USA vor der Zulassung. Da es in Europa andere/zusätzliche Borrelien-Subtypen gibt, ist der Einsatz der Impfung hierzulande weniger sinnvoll und eine aufwendige Neuentwicklung wohl nötig. Die Entwicklung eines Kombinationsimpfstoffes mit FSME wäre auf Grund des gemeinsamen Übertragungsweges überlegenswert.

Ebola-Virus: Eine DNA-Vakzine ist im Tierversuch erfolgreich und kann die Entwicklung des tödlichen hämorrhagischen Fiebers verhindern.

Hanta-Viren: Hantavirus-Infektionen werden auch in Industrieländern häufiger. Gefürchtet ist das hämorrhagische Fieber mit Nierenversagen. Epidemische Ausbrüche scheinen auch schon früher vorgekommen zu sein ("Kriegsnephritis").
Die Entwicklung eines Impfstoffes ist wünschenswert. Aufgrund der Variabilität des Erregers bzw. vieler serologisch deutlich unterschiedlicher Stämme ist es derzeit noch nicht gelungen, einen einheitlichen Impfstoff zu entwickeln.

Helicobacter pylori: Zur Vermeidung der Ulkuskrankheit und der Spätkomplikationen (MALT-Lymphom) wäre es wünschenswert, die Besiedelung mit *H. pylori* zu verhindern.
Bei bereits bekannter Besiedelung steht mit der modernen Antibiotika-Therapie (Triple-Therapie) eine Möglichkeit zur mindestens 90%ig erfolgreichen Eradikation zur Verfügung. Mit einer Impfung könnte besonders bei Risikogruppen (beengte Wohnverhältnisse, schlechte Hygiene) eine frühe Besiedelung verhindert werden.

Z

Am aussichtsreichsten ist derzeit eine orale E.-coli-Vakzine. Die genetisch manipulierten E.-coli-Keime produzieren HP-Urease (und andere Proteine) und induzieren eine spezifische Immunantwort. Die therapeutische Anwendung dieser Vakzine bei HP-infizierten Pat. scheint sinnvoll zu sein.

HIV: Das HIV hat keine konstanten immunologischen Marker und kann über verschiedene Wege übertragen werden. Trotz intensivster Forschung und Verfolgung zahlreicher neuer immunologischer Ansätze ist es bis jetzt nicht gelungen, ein erfolgversprechendes Konzept für eine Impfstoffentwicklung aufzustellen.
Auch die Impfstoffe der sogenannten 2. Generation (DNA-Vakzine, Pseudovirionen, synthetische Peptide etc.) haben bisher keinen Durchbruch erbracht. Etwa 40 Forschergruppen arbeiten an unterschiedlichen Wegen zu einem Impfstoff. Eine rekombinante Untereinheiten-Vakzine (bivalente gp 120/MN/GNE8) befindet sich seit 1999 in einer Phase-III-Studie.

Lepra: In Indien wurde ein Lepra-Impfstoff zugelassen. Es handelt sich um abgetötete apathogene Mykobakterien. Die Impfung wird therapeutisch eingesetzt und soll die Heilung beschleunigen.

Malaria: Die Malaria als Protozoen-Erkrankung stellt ein besonderes Problem dar. Trotz zahlreicher Ansätze ist bisher noch kein wirksamer und verträglicher Impfstoff gegen Malaria entwickelt worden.
Vor wenigen Jahren wurde der Impfstoff SPf66/Patarrhoyo erprobt, hat sich aber nach anfänglich euphorischen Berichten als relativ wenig wirksam erwiesen. Weitere Impfstoffe befinden sich in frühen Erprobungsstadien.

Pneumokokken: In den nächsten Jahren werden Konjugat-Impfstoffe mit verbesserter Immunogenität erprobt.

Pseudomonas: Bei Mukoviszidose-Patienten kommt es sehr häufig zu einer frühzeitigen Dauerbesiedelung mit *Pseudomonas aeruginosa*. Dies bedeutet fast immer eine wesentliche Intensivierung der

Z

antibiotischen Therapie, zumal meist eine Mehrfachresistenz besteht. Daher gibt es Versuche, durch Immunisierung die Pseudomonas-Besiedelung hinauszuzögern oder zu verhindern. Derzeit befinden sich zwei Impfstoffe in Entwicklung:

- Schweizer Impfstoff: Oligosaccharide aus Membran-Lipopolysacchariden der Zellmembran werden chemisch abgespalten und an Pseudomonas-Exotoxin gebunden.
- Deutscher Impfstoff: enthält Flagellen von *P. aeruginosa*.

Beide Impfstoffe befinden sich in der Phase-III-Erprobung, sind jeweils gut verträglich und scheinen eine Schutzquote über 50 % für mehrere Jahre zu erzielen.

Rota-Viren: Vor allem bei Säuglingen führen Rota-Viren zu schweren Enteritiden. Unter ungünstigen hygienischen Verhältnissen bzw. in Ländern mit niedrigem medizinischen Standard hat diese Infektion einen großen Anteil an der Säuglingssterblichkeit. Es gibt verschiedene Versuche, eine Vakzine zu entwickeln:

- RRV-Vakzine: Ein nur geringfügig humanpathogenes Rhesus-Affen-spezifisches Rota-Virus wird gentechnologisch mit den charakteristischen Epitopen der humanen Rota-Viren versehen. Es handelt sich um eine orale Lebendimpfung. Die Impfung war seit 9/98 in den USA empfohlen, wurde aber zwischenzeitlich wegen fraglich gehäufter Invaginations-Fälle ausgesetzt. Die Wirksamkeit der Impfung unter Feldbedingungen in der „Dritten Welt" ist noch nicht hinreichend nachgewiesen.
- WC3-Vakzine: Dabei wird ein attenuiertes bovines Rota-Virus verwendet. Die Angaben zur Schutzrate variieren stark. Die Verträglichkeit ist gut. Eine Zulassung steht derzeit nicht an.

RS-Viren: RS-Viren (respiratory syncytial virus) verursachen Atemwegsinfekte, wobei diese besonders bei jungen Säuglingen schwer verlaufen können. Komplikationen sind Bronchiolitis, Pneumonien, sowie die Induktion eines Asthma bronchiale und Immunmodulation zur Allergiegenese. Eine Impfung wäre wünschenswert.

- Nach verschiedenen Versuchen befindet sich eine Vakzine aus gereinigtem Glykoprotein (PFP-1) in Erprobung. Verträglichkeit und Immunogenität sind nachgewiesen. Ob der Impfstoff für die

Z

besonders gefährdeten Säuglinge geeignet ist, kann noch nicht beurteilt werden. Eine Zulassung ist noch nicht erfolgt.

DNA-Impfstoffe: Mit den DNA-Impfstoffen wird ein völlig neues Konzept der Impfstoffwirkung entwickelt. Man injiziert reine Virus-DNA, d.h. gezielt ausgesuchte Teile der Erbsubstanz der betreffenden Erreger. Dadurch wird endogen spezifische RNA gebildet und damit die Synthese spezifischer (Virus-)Proteine angeregt. Gegen diese erst im Körper entstehenden Fremdeiweiße bildet das Immunsystem nicht nur spezifische Antikörper, sondern aktiviert auch T-Zellen zur spezifischen Abwehr. Der Körper stellt sozusagen seinen Impfstoff selbst her. Der Mechanismus entspricht prinzipiell dem einer Lebendimpfung. Vorteile einer DNA-Vakzine sind:

- Keine vermehrungsfähigen Erreger.
- Preisgünstige Herstellung (ähnlich wie PCR-Methode).
- Einfache Lagerung (Kühlkette muß nicht eingehalten werden).
- Polyvalente Impfstoffe bzw. Berücksichtigung mehrerer Serotypen wäre unproblematisch.
- Sehr schnelle Anpassung an geändertes Erregergenom möglich, z.B. bei Influenza-Viren.

Derzeit befinden sich noch keine DNA-Impfstoffe in aktueller Entwicklung. Denkbar ist jedoch, daß dieses Konzept recht bald Eingang in die Therapie finden wird. Neben der Impfung gegen Infektionen sind sogar Immunisierungen gegen Tumorantigene denkbar.

Z

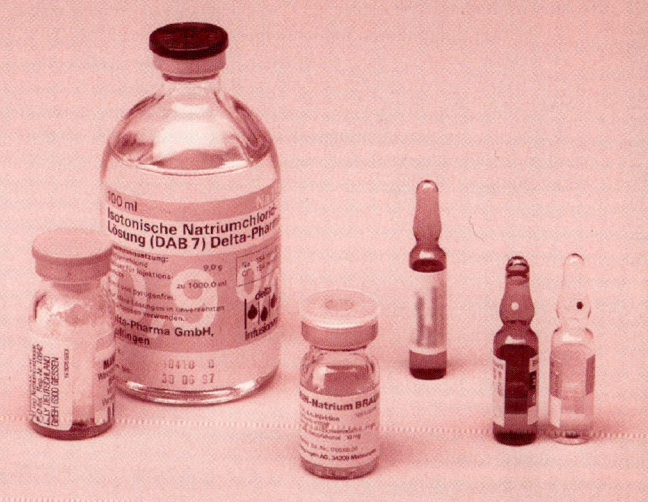

In dieser Übersicht sind alle in Deutschland zugelassenen Impfstoffe aufgeführt (Stand April 1998). Darüber hinaus werden in Einzelfällen auch andere Impfstoffe, z.B. bei besonderen Indikationen oder im Rahmen von klinischen Studien eingesetzt. Werden andere als die hier aufgeführten in Deutschland zugelassenen Impfstoffe verwendet, besteht eine besondere Sorgfalts- und Aufklärungspflicht (☞ Impfreaktionen und -komplikationen S. 153).

Die Grundsätze bezüglich der Herstellung und Zulassung von Impfstoffen sind im Arzneimittelgesetz geregelt. Dabei stehen die deutschen Bestimmungen in weitestgehender Übereinstimmung mit den einschlägigen Regelungen der EG und den Anforderungen der WHO.

Einzelkomponenten-Impfstoffe

Acel P®

- **Hersteller:** Lederle
- **Indikation:** aktive Pertussis-Impfung
- **Typ:** gereinigte azelluläre Vakzine (T-Typ)
- **Galenik:** Inj.-Fl. zu 0,5 ml zur i.m. Injektion
- **Hilfsstoffe:** Thiomersal, Al-Hydroxid, -Phosphat, NaCl
- **Preis:** ca. 42 DM (Einzeldosis; 2000)
- **Bewertung:** als Einzelimpfstoff vor allem für die Nachimpfung von Risikopatienten geeignet.

Act-HIB®

- **Hersteller:** Pasteur Mérieux
- **Indikation:** HiB-Impfung
- **Typ:** Konjugatimpfstoff (PRP-T)
- **Galenik:** Fl. und Fertigspritze zur i.m. oder s.c. Injektion
- **Hilfsstoffe:** Tris(hydroxymethylaminomethan)
- **Preis:** ca. 60 DM (Einzeldosis; 2000)
- **Bewertung:** für die Einzelimpfung (z.B. Nachimpfung von Risikopatienten) geeignet, ansonsten in Kombinationen (HIB-DPT® Mérieux, HIB-DT® Mérieux).

BCG-Vaccine Behring®

- **Hersteller:** Chiron Behring
- **Indikation:** Tuberkulose (BCG)- Impfung
- **Typ:** BCG-Keime, Stamm Kopenhagen 1331
- **Galenik:** Ampulle mit Trockensubstanz für 1 ml (= 5 Impfdosen), zur strengen i.c. Injektion
- **Hilfsstoffe:** Polygelin, Salze, Saccharose
- **Preis:** ca. 68 DM (Einzeldosis; 2000)
- **Bewertung:** Impfung wird derzeit nicht empfohlen.

Begrivac®

- **Hersteller:** Chiron Behring
- **Indikation:** „Grippe"-Impfung
- **Typ:** Influenza-Spaltimpfstoff (gereinigte Antigene nach den aktuellen Empfehlungen der WHO)
- **Galenik:** Fertigspritze 0,5 ml ohne Kanüle, zur i.m. Injektion
- **Hilfsstoffe:** Timerfonal, Formaldehyd, NaCl, Phosphatpuffer
- **Preis:** ca. 19 DM (Einzeldosis; 2000)
- **Bewertung:** entspricht WHO-Empfehlung, Packungsbeilage und Jahreszahl beachten. Nicht zur s.c. Injektion!

Cholera-Impfstoff®

- **Hersteller:** Behring
- **Indikation:** aktive Cholera-Impfung
- **Typ:** inaktivierte Keime der drei häufigsten Cholerastämme, jeweils 2 x 109 Keime
- **Galenik:** Ampulle zu 1 ml, zur s.c. Injektion
- Hilfsstoffe: Phenol
- **Preis:** ca. 29 DM (Einzelpreis; 2000).

Diphtherie-Adsorbat-Impfstoff® (für Erwachsene)

- **Hersteller:** Chiron Behring
- **Indikation:** Erstimpfung oder Auffrischung bei Erwachsenen
- **Typ:** Adsorbat-Impfstoff mit mind. 2 IE zur i.m. Injektion
- **Galenik:** Ampulle mit 0,5 ml
- **Hilfsstoffe:** Formaldehyd, Al-Hydroxid, Timerfonat
- **Preis:** ca. 14 DM (Einzelpreis; 2000)

- **Bewertung:** ab 6. Lebensjahr verwendbar, auch in Kombination (Td-Impfstoff Behring®).

Diphtherie-Adsorbat-Impfstoff® (für Kinder)
- **Hersteller:** Chiron Behring
- **Indikation:** Erstimpfung oder Auffrischung bei Kindern
- **Typ:** Adsorbat-Impfstoff mit mind. 30 IE zur i. m. Injektion
- **Galenik:** Ampulle mit 0,5 ml
- **Hilfsstoffe:** Al-Hydroxid, Timerfonat, Formaldehyd
- **Preis:** ca. 16 DM (Einzelpreis; 2000)
- **Bewertung:** bis zum Ende des 5. Lebensjahres verwendbar, auch in Kombination (DT Behring®, DPT Behring®).

Encepur®
- **Hersteller:** Chiron Behring
- **Indikation:** FSME-Impfung bei Erwachsenen
- **Typ:** inaktivierte Viren (Stamm K23, 1,5 µg), zur i. m. Injektion, vermehrt auf Hühnerfibroblasten
- **Galenik:** Fertigspritze mit 0,5 ml
- **Hilfsstoffe:** Neomycin, Chlortetracyclin, Gentamycin, (Al-Hydroxid, Formaldehyd, Edetinsäure), Polygelin
- **Preis:** ca. 49 DM (Einzelpreis; 2000)
- **Bewertung:** zu verwenden ab 12. Lebensjahr.

Engerix B® Erwachsene
- **Hersteller:** SmithKline Beecham SSW
- **Indikation:** Hepatitis-B-Impfung
- **Typ:** gentechnologisch hergestelltes Hepatitis-B-Oberflächenantigen (20 µg), zur i. m. Injektion (auch s. c. möglich)
- **Galenik:** Ampulle mit 1 ml
- **Hilfsstoffe:** Al-Hydroxid, Thiomersal, Polysorbat
- **Preis:** ca. 116 DM (Einzelpreis; 2000)
- **Bewertung:** höher dosierter Impfstoff, ab dem 12. Lebensjahr zu verwenden (evtl. auch schon ab Schulalter). Auch in Kombination (Twinrix® Erwachsene).

Engerix B Kinder®

- **Hersteller:** SmithKline Beecham SSW
- **Indikation:** Hepatitis-B-Impfung
- **Typ:** gentechnologisch hergestelltes Hepatitis-B-Oberflächenantigen (10 µg), zur i.m. Injektion (auch s.c. möglich)
- **Galenik:** Ampulle mit 1 ml
- **Hilfsstoffe:** Al-Hydroxid, Thiomersal, Polysorbat
- **Preis:** ca. 82 DM (Einzelpreis; 2000)
- **Bewertung:** ab Geburt zu verwenden, bis maximal zum 12. Lebensjahr. Auch in Kombination (Twinrix® Kinder).

EPAXAL®

- **Hersteller:** NIDDApharm
- **Indikation:** aktive Impfung gegen Hepatitis A
- **Typ:** Totimpfstoff mit inaktivierten Hepatitis-A-Viren, mind. 500 RIA-Einheiten, gezüchtet auf humanen Diploidzellen (MRC-5)
- **Galenik:** Fertigspritze mit 0,5 ml zur i.m. Injektion
- **Hilfsstoffe:** Bestandteile von Influenzavirus als Adjuvans, NaCl, Thiomersal, Spuren von Formaldehyd und Heptan
- **Preis:** ca. 99 DM (Einzelpreis; 2000)
- **Bewertung:** Schutz mit zwei Injektionen erreichbar ab 1. Lebensjahr.

Ervevax®

- **Hersteller:** SmithKline Beecham SSW
- **Indikation:** Röteln-Lebendimpfung
- **Typ:** abgeschwächte Röteln-Viren (Stamm RA 27/3), auf humanen diploiden Zellen gezüchtet
- **Galenik:** Trockensubstanz und Fertigspritze mit 0,5 ml zur s.c. Injektion
- **Hilfsstoffe:** Framycetin, Humanalbumin
- **Preis:** ca. 35 DM (Einzelpreis; 2000)
- **Bewertung:** zur Erst- und Wiederholungsimpfung gegen Röteln.

Marktübersicht Impfstoffe

Gelbfieber-Lebend-Impfstoff RKI

- **Hersteller:** Robert-Koch-Institut
- **Indikation:** Gelbfieber-Impfung
- **Typ:** attenuierte, vermehrungsfähige Gelbfieberviren, auf Hühnerembryonen gezüchtet (Stamm 17D)
- **Galenik:** Lyophilisat mit Lösungsmittel zur s.c. Injektion
- **Hilfsstoffe:** Natriumchlorid, Dinatriumhydrogenphosphat
- **Preis:** ca. 20 DM
- **Bewertung:** hochgereinigter Impfstoff, konservierungsmittelfrei

Gen-H-B-Vax®

- **Hersteller:** Pasteur Mérieux MSD/Chiron Behring
- **Indikation:** Hepatitis-B-Impfung ab dem 15. Lebensjahr
- **Typ:** gentechnologisch hergestelltes Hepatitis-B-Oberflächenantigen (10 µg), zur i.m. Injektion (auch s.c. möglich)
- **Galenik:** Ampulle mit 1 ml
- **Hilfsstoffe:** Thiomersal, Al-Hydroxid, Formaldehyd, Thiocyanat
- **Preis:** ca. 117 DM (Einzelpreis; 2000)
- **Bewertung:** hochgereinigter relativ niedrig dosierter Impfstoff.

Gen-H-B-Vax D®

- **Hersteller:** Pasteur Mérieux MSD/Chiron Behring
- **Indikation:** Hepatitis-B-Impfung bei Dialyse-Patienten ab 20 Jahren
- **Typ:** Gentechnologisch hergestelltes Hepatitis-B-Oberflächenantigen (40 µg), zur i.m. Injektion (auch s.c. möglich)
- **Galenik:** Fl. mit 1 ml
- **Hilfsstoffe:** Thiomersal, Al-Hydroxid, Formaldehyd, Thiocyanat
- **Preis:** ca. 287 DM (Einzelpreis; 2000)
- **Bewertung:** hochdosierter Spezialimpfstoff entsprechend der schlechten Immunogenese bei speziellen Patienten.

Gen-H-B-Vax K®

- **Hersteller:** Pasteur Mérieux MSD/Chiron Behring
- **Indikation:** Hepatitis-B-Impfung ab Geburt bis zum 15. Lebensjahr
- **Typ:** Gentechnologisch hergestelltes Hepatitis-B-Oberflächenantigen (5 µg), zur i. m. Injektion (auch s. c. möglich)
- **Galenik:** Ampulle mit 0,5 ml
- **Hilfsstoffe:** Thiomersal, Al-Hydroxid, Formaldehyd, Thiocyanat
- **Preis:** ca. 82 DM (Einzelpreis; 2000)
- **Bewertung:** vor allem für die Neugeborenen-Impfung und Erstimpfung bei Kindern zu verwenden.

Grippe-Impfstoff 1999/2000 PB®

- **Hersteller:** Pharbita
- **Indikation:** „Grippe"-Impfung
- **Typ:** Influenza-Antigene, extrahiert aus Virushüllen.
- **Galenik:** Fertigspritze 0,5 ml mit Kanüle, zur i. m. oder s. c. Injektion
- **Hilfsstoffe:** Thiomersal, Phosphate, Saccharose, Triton N-101, (Neomycin, Polymyxin, Formaldehyd)
- **Preis:** ca. 17 DM (Einzeldosis; 2000)
- **Bewertung:** entspricht WHO-Empfehlung, Packungsbeilage und Jahreszahl beachten.

Havrix 1440®

- **Hersteller:** SmithKline Beecham/ SSW Dresden
- **Indikation:** Hepatitis-A-Impfung (ab 12. Lebensjahr)
- **Typ:** inaktivierte Hepatitis-A-Viren aus HDC-Kulturen, 1440 Antigeneinheiten
- **Galenik:** Fertigspritze ohne Kanüle mit 1 ml zur i. m. Injektion (auch s. c. verwendbar)
- **Hilfsstoffe:** Al-Hydroxid, Phenoxymethanol, Polysorbat, Formaldehyd, Framycetin
- **Preis:** ca. 103 DM (Einzelpreis; 2000)
- **Bewertung:** hochdosierter Impfstoff, nur zwei Injektionen, früher Schutzbeginn. In halber Dosierung (!) auch in Kombination mit Hepatitis B (Twinrix®).

Havrix 720 Kinder®

- **Hersteller:** SmithKline Beecham/ SSW Dresden
- **Indikation:** Hepatitis-A-Impfung (bis 12. Lebensjahr)
- **Typ:** inaktivierte Hepatitis-A-Viren aus HDC-Kulturen, 360 Antigeneinheiten
- **Galenik:** Fl. mit 0,5 ml zur i.m. Injektion (auch s.c. verwendbar)
- **Hilfsstoffe:** Al-Hydroxid, Phenoxymethanol, Polysorbat, Formaldehyd, Framycetin
- **Preis:** ca. 68 DM (Einzelpreis; 2000)
- **Bewertung:** niedrig dosierter Kinderimpfstoff, zwei Injektionen zur Grundimmunisierung (4 Wo. nach der 1. Injektion bereits 95 % Schutz!), in derselben Dosierung auch in Kombination mit Hepatitis B (Twinrix Kinder®).

HIB Mérieux®

- **Hersteller:** Pasteur Mérieux MSD
- **Indikation:** HiB-Impfung
- **Typ:** Konjugatimpfstoff (PRP-D)
- **Galenik:** Fl. mit 0,5 ml zur i.m. Injektion
- **Hilfsstoffe:** Thiomersal, Phosphat, NaCl
- **Preis:** ca. 60 DM (Einzelpreis; 2000)
- **Bewertung:** zur Nachimpfung gefährdeter Personen bzw. Schließen von Impflücken geeignet.

HibTITER®

- **Hersteller:** Lederle
- **Indikation:** HiB-Impfung
- **Typ:** Konjugatimpfstoff (HbOC-Typ)
- **Galenik:** Inj.-Fl. mit 0,5 ml zur i.m. Injektion
- **Hilfsstoffe:** NaCl
- **Preis:** ca. 59 DM (Einzelpreis; 2000)
- **Bewertung:** zur Nachimpfung gefährdeter Personen bzw. Schließen von Impflücken geeignet.

Inflexal® S 1999/2000

- **Hersteller:** NIDDApharm
- **Indikation:** aktive Impfung gegen Influenza
- **Typ:** Subunit-Antigene aus den Virushüllen verschiedener Influenza-Stämme entsprechend den Empfehlungen der WHO
- **Galenik:** Fertigspritze mit 0,5 ml zur i.m. oder s.c. Injektion
- **Hilfsstoffe:** Salze, Thiomersal, Spuren von Formaldeyd, Polysorbat 80, Gentamicin u.a.
- **Preis:** ca. 18 DM (Einzelpreis; 2000)
- **Bewertung:** auch bei Risikopatienten verwendbar, wenn keine i.m. Injektionen erfolgen dürfen.

Influsplit®

- **Hersteller:** SSW/ SmithKline Beecham
- **Indikation:** „Grippe"-Impfung
- **Typ:** Spaltimpfstoff: Gereinigte Antigene von inaktivierten Influenzaviren, vermehrt in embryonierten Hühnereiern. Zusammensetzung nach der aktuellen WHO-Empfehlung.
- **Galenik:** Fertigspritze ohne Kanüle mit 0,5 ml zur s.c. oder i.m. Injektion
- **Hilfsstoffe:** Polysorbat, Triton-X, Saccharose, Thiomersal, Formaldehyd, Gentamycin, Phosphat
- **Preis:** ca. 19 DM (Einzelpreis; 2000)
- **Bewertung:** auch bei Risikopatienten einsetzbar, wenn keine i.m. Injektionen erfolgen dürfen.

Influvac®

- **Hersteller:** Solvay
- **Indikation:** „Grippe"-Impfung
- **Typ:** gereinigte Antigene aus den Virushüllen verschiedener Influenza-Stämme, gezüchtet auf embryonierten Hühnereiern, entsprechend den Empfehlungen der WHO
- **Galenik:** Fertigspritze mit 0,5 ml zur i.m. oder s.c. Injektion
- **Hilfsstoffe:** Thiomersal, Formaldehyd, Cetyltrimethammoniumbromid, Desoxycholat, (Polymyxin, Polysorbat, Neomycin, Gentamycin)
- **Preis:** ca. 18 DM (Einzelpreis; 2000)

- **Bewertung:** auch bei Risikopatienten einsetzbar, wenn keine i.m. Injektionen erfolgen dürfen.

IPV Mérieux®

- **Hersteller:** Pasteur Mérieux MSD
- **Indikation:** aktive Impfung gegen Poliomyelitis (ab 3. Lebensmonat)
- **Typ:** inaktivierte Polioviren der Typen I (40 D-Einheiten), Typ II (8 E), Typ III (32 E), vermehrt in Vero-Zellkulturen
- **Galenik:** Fertigspritze mit 0,5 ml zur s.c. oder i.m. Injektion
- **Hilfsstoffe:** Phenoxyethanol, Ethanol, Formaldehyd, Medium 199, (Neomycin, Streptomycin, Polymyxin B)
- **Preis:** ca. 28 DM (Einzelpreis; 2000)
- **Bewertung:** entspricht der STIKO-Empfehlung 1998, auch in Kombinationsimpfstoffen (Tetravac®, Pentavac®).

IPV-Virelon®

- **Hersteller:** Chiron Behring
- **Indikation:** aktive Impfung gegen Poliomyelitis (ab 3. Lebensmonat)
- **Typ:** inaktivierte Polioviren der Typen I (30 D-Einheiten), Typ II (6 E), Typ III (24 E), vermehrt in Affennieren-Zellkulturen
- **Galenik:** Ampulle mit 1 ml zur s.c. oder i.m. Injektion
- **Hilfsstoffe:** Phenoxyethanol, Formaldehyd, (Phenolrot, Polysorbat 80)
- **Preis:** ca. 33 DM (Einzelpreis; 2000)
- **Bewertung:** entspricht der STIKO-Empfehlung 1998, nur zweimalige Impfung (Beipackzettel). Kombination in Vorbereitung.

Masern-Impfstoff Mérieux®

- **Hersteller:** Pasteur Mérieux MSD
- **Indikation:** aktive Masernimpfung ab dem 15. Lebensmonat
- **Typ:** attenuierte lebende Masernviren, auf Hühnerfibroblasten gezüchtet (Stamm Schwarz)
- **Galenik:** Inj.-Fl. und Spritzampulle mit Lösungsmittel zur s.c. oder i.m. Injektion

- **Hilfsstoffe:** Aminosäuren, Glutamat, Lactose, Phenolrot, Sorbitol, Humanalbumin, Destran 70, Polysorbat 80, (Neomycin), Harnstoff
- **Preis:** ca. 49 DM (Einzelpreis; 2000)
- **Bewertung:** zur Erstimpfung und Auffrischung geeignet, ansonsten in Kombination (MMR Triplovax®).

Mencevax ACWY®

- **Hersteller:** SmithKline Beecham SSW
- **Indikation:** Meningokokken-Impfung
- **Typ:** Totimpfstoff, enthält Polysaccharide von Neisseria menigitidis der Gruppen A, C, W135, und Y je 50 µg
- **Galenik:** Trockensubstanz und 0,5 ml Kochsalzlösung, zur s.c. Injektion
- **Hilfsstoffe:** Lactose
- **Preis:** ca. 48 DM (Einzelpreis; 2000)
- **Bewertung:** in den ersten zwei Lebensjahren kürzere Wirkungsdauer und relativ unsicherer Schutz.

Meningokokken-Impfstoff A+C®

- **Hersteller:** Pasteur Mérieux
- **Indikation:** Meningokokken-Impfung
- **Typ:** Totimpfstoff, enthält Polysaccharide von Neisseria menigitidis der Gruppen A und C je 50 µg
- **Galenik:** Inj.-Fl. und Spritzampulle mit Lösungsmittel 0,5 ml, zur s.c. Injektion
- **Hilfsstoffe:** Lactose, Phosphate, NaCl
- **Preis:** ca. 37 DM (Einzelpreis; 2000)
- **Bewertung:** in den ersten 18 Lebensmonaten kürzere Wirkungsdauer und relativ unsicherer Schutz.

Mumpsvax®

- **Hersteller:** Chiron Behring
- **Indikation:** Mumpsimpfung
- **Typ:** Attenuierte lebende Mumpsviren (Stamm Jeryl-Lynn), vermehrt auf Hühnerfibroblasten-Kultur
- **Galenik:** Fl. mit Trockensubstanz für 0,5 ml und Lösungsmittel, zur s.c. oder i.m. Injektion

- **Hilfsstoffe:** Hydrolysierte Gelatine, Humanalbumin, Neomycin
- **Preis:** ca. 49 DM (Einzelpreis; 2000)
- **Bewertung:** Zur Erstimmunisierung oder Auffrischung, auch in Kombination (M-M-RVax®, M-M-Vax®).

Mutagrip®
- **Hersteller:** Pasteur Mérieux
- **Indikation:** „Grippe"-Impfung
- **Typ:** gereinigte Antigene aus den Virushüllen verschiedener Influenza-Stämme, gezüchtet auf embryonierten Hühnereiern, entsprechend den Empfehlungen der WHO
- **Galenik:** Fertigspritze mit 0,5 ml zur i. m. oder s. c. Injektion
- **Hilfsstoffe:** Thiomersal, Saccharose, Formaldehyd, Triton X-100, Phosphat, NaCl, (Neomycin)
- **Preis:** ca. 18 DM (Einzelpreis; 2000)
- **Bewertung:** auch bei Risikopatienten einsetzbar, wenn keine i. m. Injektionen erfolgen dürfen. Kanüle der Fertigspritze relativ kurz.

Oral-Virelon® T1
- **Hersteller:** Chiron Behring
- **Indikation:** Schluckimpfung gegen Polio (Sabin-Impfung)
- **Typ:** abgeschwächte lebende Polioviren der Stämme I,II,III, gezüchtet auf Affennieren-Zellkulturen
- **Galenik:** 1 Tube mit einer Impfdosis zur oralen Einnahme
- **Hilfsstoffe:** Aminosäuren, Neomycin, Peptide, Polygelin, Polysorbat 80, Salze, Zucker
- **Preis:** ca. 13 DM (Einzelpreis; 2000)
- **Bewertung:** zur Grundimmunisierung ab drittem Lebensmonat und lebenslangen Auffrischung, laut STIKO-Empfehlung ersetzen durch Polio IPV.

Pac Mérieux®
- **Hersteller:** Pasteur Mérieux
- **Indikation:** aktive Pertussis-Impfung
- **Typ:** gereinigte azelluläre Vakzine, enthält Pertussis-Toxoid und filamentöses Hämagglutinin je 23,4 µg (B-Typ)
- **Galenik:** Fl. zu 0,5 ml zur i. m. Injektion

- **Hilfsstoffe:** Thiomersal, Al-Phosphat, Al-Hydroxid, Phosphate
- **Preis:** ca. 42 DM (Einzelpreis; 2000)
- **Bewertung:** als Einzelimpfstoff vor allem für die Nachimpfung von Risikopatienten geeignet.

PedvaxHIB® Liquid
- **Hersteller:** Chiron Behring
- **Indikation:** HiB-Impfung
- **Typ:** Konjugatimpfstoff (PRP-OMPC-Typ)
- **Galenik:** Inj.-Fl. mit 0,5 ml zur i.m. Injektion
- **Hilfsstoffe:** Al-Hydroxid, Salze, Saccharose
- **Preis:** ca. 60 DM (Einzelpreis; 2000)
- **Bewertung:** zur Nachimpfung gefährdeter Personen bzw. Schließen von Impflücken geeignet.

Pneumopur®
- **Hersteller:** Chiron Behring
- **Indikation:** aktive Impfung gegen Pneumokokken bei Risikopatienten
- **Typ:** Totimpfstoff mit Polysacchariden von *Streptokokkus pneumoniae* aus 23 Stämmen, je 25 µg
- **Galenik:** Fl. mit 0,5 ml zur s.c. oder i.m. Injektion
- **Hilfsstoffe:** Phenol
- **Preis:** ca. 54 DM (Einzelpreis; 2000)
- **Bewertung:** ersetzt einen früheren Impfstoff mit 17 Stämmen. Verwendbar nach dem zweiten Lebensjahr (vorher schlechte Immunogenese).

Pneumovax 23®
- **Hersteller:** Pasteur Mérieux MSD
- **Indikation:** aktive Impfung gegen Pneumokokken bei Risikopatienten
- **Typ:** Totimpfstoff mit Polysacchariden von *Streptokokkus pneumoniae* aus 23 Stämmen, je 25 µg
- **Galenik:** Fl. mit 0,5 ml
- **Hilfsstoffe:** Phenol
- **Preis:** ca. 53 DM (Einzelpreis; 2000)

- **Bewertung:** Verwendbar nach dem zweiten Lebensjahr (vorher schlechte Immunogenese).

Rabipur®
- **Hersteller:** Chiron Behring
- **Indikation:** aktive Impfung gegen Tollwut
- **Typ:** inaktiviertes Tollwut-Virus > 2,5 IE (Stamm Flury LEP), vermehrt in Hühnerfibroblasten-Zellkulturen (PCEC-Vakzine)
- **Galenik:** Fl. mit Trockensubstanz und Lösungsmittel (1 ml) zur i. m. Injektion
- **Hilfsstoffe:** Salze, Polygelin, (Neomycin, Chlortetracyclin, Amphotericin B)
- **Preis:** ca. 87 DM (Einzelpreis; 2000)
- **Bewertung:** zur Prophylaxe und postexpositionell.

Rabivac®
- **Hersteller:** Chiron Behring
- **Indikation:** aktive Impfung gegen Tollwut
- **Typ:** inaktiviertes Tollwut-Virus > 2,5 IE (Stamm Pitman-Moore), vermehrt in humanen diploiden Zellkulturen (HDC-Vakzine)
- **Galenik:** Fl. mit Trockensubstanz und Lösungsmittel (1 ml) zur i. m. Injektion
- **Hilfsstoffe:** Salze, Saccharose, Polygelin, (Chlortetracyclin, Neomycin, Streptomycin)
- **Preis:** ca. 139 DM (Einzelpreis; 2000)
- **Bewertung:** zur Prophylaxe und postexpositionell. Als HDC-Vakzine anzuwenden bei Unverträglichkeit von Hühnereiweiß.

Röteln-Impfstoff®
- **Hersteller:** Pasteur Mérieux MSD
- **Indikation:** aktive Rötelnimpfung
- **Typ:** attenuierte lebende Rötelnviren, Stamm Wistar RA 27/3, gezüchtet auch Zellkulturen menschlicher Diploidzellen (HDC-Vakzine)
- **Galenik:** Inj.-Fl. und Spritzampulle mit Lösungsmittel (0,5) ml, zur s. c. oder i. m. Injektion
- **Hilfsstoffe:** Humanalbumin, Dextran 70, Harnstoff, Phenolsulfonphthalein, (Neomycin)

- **Preis:** ca. 34 DM (Einzelpreis; 2000)
- **Bewertung:** zur Nachholimpfung bzw. Auffrischung. Auch in Kombination (MMR Triplovax®).

Röteln-Vaccinol®
- **Hersteller:** Procter & Gamble
- **Indikation:** aktive Rötelnimpfung
- **Typ:** attenuierte lebende Rötelnviren, Stamm Wistar RA 27/3, gezüchtet auch Zellkulturen menschlicher Diploidzellen (HDC-Vakzine)
- **Galenik:** Fl. und Einmalspritze mit Lösungsmittel (0,5 ml), zur s.c. oder i.m. Injektion
- **Hilfsstoffe:** Humanalbumin, Dextran 70, Harnstoff, Phenolsulfonphthalein, (Neomycin)
- **Preis:** ca. 33 DM (Einzelpreis; 2000)
- **Bewertung:** zur Nachholimpfung bzw. Auffrischung.

Rubellovac®
- **Hersteller:** Chiron Behring
- **Indikation:** aktive Rötelnimpfung
- **Typ:** attenuierte lebende Rötelnviren, Stamm Wistar RA 27/3, gezüchtet auch Zellkulturen menschlicher Diploidzellen (HDC-Vakzine)
- **Galenik:** Fl. mit Trockensubstanz und Lösungsmittel (0,5 ml), zur s.c. oder i.m. Injektion
- **Hilfsstoffe:** Humanalbumin, Neomycin, hydrolysierte Gelatine
- **Preis:** ca. 35 DM (Einzelpreis; 2000)
- **Bewertung:** zur Nachholimpfung bzw. Auffrischung. Auch in Kombination (M-M-RVax®).

Stamaril®
- **Hersteller:** Pasteur Mérieux
- **Indikation:** aktive Gelbfieber-Impfung
- **Typ:** attenuierte lebende Gelbfieber-Viren (Stamm 17 D), vermehrt in leukosefreien Hühnerembryonen
- **Galenik:** Fl. und Fertigspritze mit Lösungsmittel (0,5 ml) zur s.c. oder i.m. Injektion

- **Hilfsstoffe:** Aminosäuren, Lactose, Sorbitol, Salze, Hühnerei-weiß
- **Preis:** auf Anfrage beim Hersteller
- **Bewertung:** nur durch autorisierte Impfärzte zu verwenden. Einziger Impfstoff mit nennenswerten Hühnereiweißmengen.

Tetamun SSW®

- **Hersteller:** SSW/ SmithKline Beecham
- **Indikation:** Auffrischung der Tetanus-Immunisierung
- **Typ:** Tetanus-Fluidimpfstoff (!)
- **Galenik:** Ampulle mit 0,5 ml zur s.c. Injektion
- **Hilfsstoffe:** Thiomersal, Formaldehyd, Polysorbat 80
- **Preis:** ca. 26 DM (pro 10 Amp.; 2000)
- **Bewertung:** einziger Fluid-Impfstoff, damit zur s.c. Injektion geeignet. Prinzipiell nur zur Auffrischung indiziert.

Tetanol®

- **Hersteller:** Chiron Behring
- **Indikation:** Erstimpfung und Auffrischung gegen Tetanus
- **Typ:** Adsorbatimpfstoff mit Tetanustoxoid mind. 40 IE
- **Galenik:** Fertigspritze mit 0,5 ml zur i.m. Injektion
- **Hilfsstoffe:** Al-Hydroxid, Timerfonat, Salze, (Formaldehyd)
- **Preis:** ca. 5 DM (Einzelpreis; 2000)
- **Bewertung:** im Verletzungsfalle und für die geplante Immunisierung gleichermaßen verwendbar. Auch in Kombinationen (DPT-Impfstoff Behring®, DT-Impfstoff Behring® für Kinder: 40 IE Tetanustoxoid = volle Dosierung; Td-pur®: 20 IE Tetanustoxoid = halbe Dosierung).

Tetasorbat SSW®

- **Hersteller:** SSW/ SmithKline Beecham
- **Indikation:** Erstimpfung und Auffrischung gegen Tetanus
- **Typ:** Adsorbatimpfstoff mit Tetanustoxoid mind. 40 IE
- **Galenik:** Ampulle mit 0,5 ml zur i.m. Injektion
- **Hilfsstoffe:** Al-Phosphat, Al-Hydroxid, Thiomersal, Formaldehyd, NaCl
- **Preis:** ca. 33 DM (pro 10 Amp.; 2000)

- **Bewertung:** im Verletzungsfalle und für die geplante Immunisierung gleichermaßen verwendbar. Auch in Kombinationen (Infanrix DTPa®, Infanrix DTPa-HIB®: 40 IE Tetanustoxoid = volle Dosierung; Td-Rix®: 20 IE Tetanustoxoid = halbe Dosierung).

Tetanus-Impfstoff Mérieux

- **Hersteller:** Pasteur Mérieux MSD
- **Indikation:** Erstimpfung und Auffrischung gegen Tetanus
- **Typ:** Adsorbatimpfstoff mit Tetanustoxoid mind. 40 IE
- **Galenik:** Ampulle mit 0,5 ml zur i. m. Injektion
- **Hilfsstoffe:** Al-Hydroxid, Thiomersal, NaCl, (Formaldehyd)
- **Preis:** ca. 4 DM (Einzelpreis; 2000)
- **Bewertung:** im Verletzungsfalle und für die geplante Immunisierung gleichermaßen verwendbar. Auch in Kombinationen (DPT Mérieux®, DT Mérieux®, HIB-DPT Mérieux®, HIB-DT Mérieux®: 40 IE Tetanustoxoid = volle Dosierung; Td-Impfstoff Mérieux®: 20 IE Tetanustoxoid = halbe Dosierung).

TicoVac®

- **Hersteller:** Baxter
- **Indikation:** aktive Impfung gegen FSME
- **Typ:** Totimpfstoff mit inaktivierten und gereinigten FSME-Viren (Stamm Neudörfl) gezüchtet auf embryonalen Hühnerzellen
- **Galenik:** Fertigspritze mit 0,5 ml zur i. m. Injektion
- **Hilfsstoffe:** NaCl, Phosphate, Al-Hydroxid, Thiomersal, Spuren von Formaldehyd, Gentamicin und Neomycin
- **Preis:** ca. 53 DM (Einzelpreis; 2000)
- **Bewertung:** einheitlicher Impfstoff für alle Altersstufen; bei der Erstimpfung bis zum vollendeten 15. Lebensjahr sollte nur die halbe Impfdosis verwendet werden, da bei gleicher Immunogenität fieberhafte Impfreaktionen deutlich reduziert werden.

Tollwut-Impfstoff HDC®

- **Hersteller:** Pasteur Mérieux MSD
- **Indikation:** aktive Impfung gegen Tollwut
- **Typ:** inaktiviertes Tollwut-Virus > 2,5 IE = 60–100 mg, vermehrt in humanen diploiden Zellkulturen (HDC-Vakzine)

- **Galenik:** Fl. mit Trockensubstanz und Spritzampulle mit Lösungsmittel (1 ml) zur i. m. Injektion
- **Hilfsstoffe:** Humanalbumin, Phenolsulfonphthalein, (Neomycin)
- **Preis:** ca. 84 DM (Einzelpreis; 2000)
- **Bewertung:** zur Prophylaxe und postexpositionell. Als HDC-Vakzine anzuwenden bei Unverträglichkeit von Hühnereiweiß.

Typhim Vi®
- **Hersteller:** Pasteur Mérieux MSD
- **Indikation:** aktive Impfung gegen Typhus
- **Typ:** Totimpfstoff mit gereinigtem Vi-Kapselpolysaccharid von *Salmonella typhi* (Stamm Ty2) 25 µg
- **Galenik:** Fertigspritze mit 0,5 ml zur i. m. oder s. c. Injektion
- **Hilfsstoffe:** Phenol, gepufferte NaCl-Lösung
- **Preis:** ca. 39 DM (Einzelpreis; 2000)
- **Bewertung:** Alternative oder Ergänzung zum Lebendimpfstoff. Schutzdauer eher länger.

Typherix®
- **Hersteller:** SmithKline Beecham
- **Indikation:** aktive Impfung gegen Typhus
- **Typ:** Totimpfstoff mit gereinigtem Vi-Kapselpolysaccharid von *Salmonella typhi* (Stamm Ty2) 25 µg
- **Galenik:** Fertigspritze mit 0,5 ml
- **Hilfsstoffe:** Phosphate, Phenol, NaCl
- **Preis:** ca. 39 DM (Einzelpreis; 2000)
- **Bewertung:** Alternative oder Ergänzung zum Lebendimpfstoff, Schutzdauer eher länger.

Typhoral L®
- **Hersteller:** Chiron Behring
- **Indikation:** aktive Impfung gegen Typhus
- **Typ:** oraler Lebendimpfstoff, enthält *Salmonella typhi*, Stamm Ty 21a Berna, mind. 108 apathogene, lebende und 5 x 108 inaktivierte Keime.
- **Galenik:** 3 Kapseln zur oralen Einnahme
- **Hilfsstoffe:** keine Angaben
- **Preis:** ca. 39 DM (Einzelpreis; 2000)

- **Bewertung:** Schutz etwas besser und schneller als bei Totimpfstoff.

Vaqta®

- **Hersteller:** Pasteur Mérieux MSD/ Chiron Behring
- **Indikation:** Hepatitis-A-Impfung (für Erwachsene)
- **Typ:** inaktiviertes hochgereinigtes Hepatitis-A-Virus 50 E, auf humanen diploiden Zellkulturen gezüchtet.
- **Galenik:** Fertigspritze mit 1 ml zur i.m. Injektion
- **Hilfsstoffe:** Al-Hydroxid, Natriumborat, NaCl, (Formaldehyd, Neomycin)
- **Preis:** ca. 103 DM (Einzelpreis; 2000)
- **Bewertung:** zwei Injektionen für die Grundimmunisierung.

Vaqta K pro infantibus®

- **Hersteller:** Pasteur Mérieux MSD/ Chiron Behring
- **Indikation:** Hepatitis-A-Impfung (für Kinder ab zwei Jahren bis zum 17. Lebensjahr)
- **Typ:** inaktiviertes hochgereinigtes Hepatitis-A-Virus 25 E, auf humanen diploiden Zellkulturen gezüchtet
- **Galenik:** Fertigspritze mit 1 ml zur i.m. Injektion
- **Hilfsstoffe:** Al-Hydroxid, Natriumborat, NaCl, (Formaldehyd, Neomycin)
- **Preis:** ca. 68 DM (Einzelpreis; 2000)
- **Bewertung:** zwei Injektionen für die Grundimmunisierung.

Varilrix®

- **Hersteller:** SmithKline Beecham SSW
- **Indikation:** aktive Impfung gegen Varizellen
- **Typ:** attenuierte lebende Varizellen-Viren (Stamm OKA), gezüchtet in Zellkulturen menschlicher diploider Zellen.
- **Galenik:** Fl. mit Trockensubstanz und Fertigspritze ohne Nadel mit 0,5 ml Aqua ad inj., zur s.c. Injektion
- **Hilfsstoffe:** Framycetin, Humanalbumin, Lactose, Sorbitol, Mannitol, Aminosäuren-Mischung
- **Preis:** ca. 100 DM (Einzelpreis; 2000)
- **Bewertung:** für alle Altersstufen bei entsprechender Indikation geeignet.

Vivotif®

- **Hersteller:** NIDDApharm
- **Indikation:** aktive Impfung gegen Typhus
- **Typ:** oraler Lebendimpfstoff, enthält *Salmonella typhi*, Stamm Ty 21a Berna, mind. 108 apathogene lebende und inaktivierte Keime.
- **Galenik:** 3 Kapseln zur oralen Einnahme
- **Hilfsstoffe:** Salze, Vitamine, Saccharose
- **Preis:** ca. 32 DM (Einzelpreis; 2000)
- **Bewertung:** Schutz etwas besser und schneller als bei Totimpfstoff.

Kombinationsimpfstoffe

Bei den hier aufgelisteten Impfstoffkombinationen wird auf die enthaltenen Einzelkomponenten hingewiesen. Daher sind die Angaben zum Impfstoff-Typ kurz gehalten, da bei den Einzelimpfstoffen die ausführlicheren Informationen angegeben sind.

Boostrix®

- **Komponenten:**
  1. Tetanus-Toxoid mind. 20 IE
  2. Diphtherie-Toxoid mind. 2 IE
  3. absorbiertes Pertussis-Toxoid 8 µg, adsorbiertes filamentöses Hämagglutinin 8 µg, adsorbiertes Pertactin 2,5 µg
- **Hersteller:** SmithKline Beecham
- **Indikation:** Auffrischung der DTP-Impfung ab 10. Lebensjahr
- **Typ:** Adsorbat-Impfstoff
- **Galenik:** Fertigspritze ohne Kanüle mit 0,5 ml zur i. m. Injektion
- **Hilfsstoffe:** Al-Hydroxid, -phosphat, Formaldehyd, 2-Phenoxyethanol, Polysorbat 80, Glycin
- **Preis:** ca. 41 DM (Einzelpreis; 2000)
- **Bewertung:** sinnvoller Kombinationsimpfstoff mit Pertussis-Komponente.

DPT Mérieux®

- **Komponenten:**
  1. Diphtherie-Adsorbat-Impfstoff 30 IE
  2. Pertussis-Adsorbat-Impfstoff 4 IE (Ganzkeimvakzine)
  3. Tetanus-Adsorbat-Impfstoff 40 IE
- **Hersteller:** Pasteur Mérieux MSD
- **Indikation:** Erstimmunisierung ab 3. Monat bis 6. Lebensjahr
- **Typ:** Adsorbat-Impfstoffe
- **Galenik:** Ampulle mit 0,5 ml zur i.m. Injektion
- **Hilfsstoffe:** Thiomersal, Al-Phosphat, (Formaldehyd)
- **Preis:** ca. 19 DM (Einzelpreis; 2000)
- **Bewertung:** Dreifachimpfstoff, noch mit der Ganzkeimvakzine gegen Pertussis, ohne HiB.

DT-Impfstoff Behring für Kinder

- **Komponenten:**
  1. Diphtherie-Adsorbat-Impfstoff 30 IE
  2. Tetanus-Adsorbat-Impfstoff 40 IE (entsprechend Tetanol®)
- **Hersteller:** Chiron Behring
- **Indikation:** Erstimmunisierung ab 3. Monat bis 6. Lebensjahr
- **Typ:** Adsorbat-Impfstoffe
- **Galenik:** Fertigspritze ohne Kanüle (0,5 ml) zur i.m. Injektion
- **Hilfsstoffe:** Al-Hydroxid, Timerfonat, (Formaldehyd)
- **Preis:** ca. 13 DM (Einzelpreis; 2000)
- **Bewertung:** Zweifachimpfstoff für die Erstimmunisierung. Zu verwenden, wenn Pertussis- und HiB-Impfungen nicht gewünscht sind.

DT-Impfstoff Mérieux für Kinder

- **Komponenten:**
  1. Diphtherie-Adsorbat-Impfstoff 30 IE
  2. Tetanus-Adsorbat-Impfstoff 40 IE (entsprechend Tetavax®)
- **Hersteller:** Pasteur Mérieux MSD
- **Indikation:** Erstimmunisierung ab 3. Monat bis 6. Lebensjahr
- **Typ:** Adsorbat-Impfstoffe
- **Galenik:** Ampulle mit 0,5 ml zur i.m. Injektion
- **Hilfsstoffe:** Al-Hydroxid, Thiomersal, Phosphate, (Formaldehyd)

Marktübersicht Impfstoffe

- **Preis:** ca. 12 DM (Einzelpreis; 2000)
- **Bewertung:** Zweifachimpfstoff für die Erstimmunisierung. Zu verwenden, wenn Pertussis- und HiB-Impfungen nicht gewünscht sind.

Hexavac®
- **Komponenten:** HiB, Diphtherie, Pertussis, Tetanus, Polio, Hepatitis B
- **In Vorbereitung:** Zulassung Ende 2000 erwartet.

HIB-DPT Mérieux®
- **Komponenten:**
  1. HiB-Konjugat-Impfstoff 25 µg (entsprechend HIB-Mérieux®)
  2. Diphtherie-Adsorbat-Impfstoff 30 IE
  3. Pertussis-Adsorbat-Impfstoff 4 IE (Ganzkeimvakzine)
  4. Tetanus-Adsorbat-Impfstoff 40 IE
- **Hersteller:** Pasteur Mérieux MSD
- **Indikation:** Erstimmunisierung ab 3. Monat bis 6. Lebensjahr
- **Typ:** Konjugat-Impfstoff und Adsorbat-Impfstoffe
- **Galenik:** Brechampulle mit 0,5 ml zur i.m. Injektion
- **Hilfsstoffe:** Thiomersal, Al-Phosphat, (Formaldehyd)
- **Preis:** ca. 73 DM (Einzelpreis; 2000)
- **Bewertung:** Vierfachimpfstoff, noch mit der Ganzkeimvakzine gegen Pertussis.

HIB-DT Mérieux®
- **Komponenten:**
  1. HiB-Konjugat-Impfstoff 25 µg (entsprechend HIB-Mérieux®)
  2. Diphtherie-Adsorbat-Impfstoff 30 IE
  3. Tetanus-Adsorbat-Impfstoff 40 IE
- **Hersteller:** Pasteur Mérieux MSD
- **Indikation:** Erstimmunisierung ab 3. Monat bis 6. Lebensjahr
- **Typ:** Konjugat-Impfstoff und Adsorbat-Impfstoffe
- **Galenik:** Ampulle mit 0,5 ml zur i.m. Injektion
- **Hilfsstoffe:** Thiomersal, Al-Phosphat, (Formaldehyd)
- **Preis:** ca. 65 DM (Einzelpreis; 2000)
- **Bewertung:** Dreifachimpfstoff für die Erstimmunisierung. Zu verwenden, wenn Pertussis-Impfung nicht gewünscht ist.

Infanrix®

- **Komponenten:**
  1. Diphtherie-Adsorbat-Impfstoff 30 IE
  2. azellulärer Pertussis-Impfstoff mit FHA 25 µg, Pertussis-Toxoid 25 µg, Pertactin/69 kD 8 µg (B-Typ mit drei Komponenten), nicht einzeln erhältlich!
  3. Tetanus-Adsorbat-Impfstoff 40 IE (entsprechend Tetasorbat®)
- **Hersteller:** SmithKline Beecham
- **Indikation:** Erstimmunisierung ab 3. Monat bis 6. Lebensjahr
- **Typ:** Gereinigte Einzelkomponenten-Vakzine und Adsorbat-Impfstoffe
- **Galenik:** Fertigspritze ohne Nadel (0,5 ml) zur i. m. Injektion
- **Hilfsstoffe:** Lactose, 2-Phenoxyethanol, Al-Hydroxid, Polysorbat 80, Glycin, Formaldehyd
- **Preis:** ca. 43 DM (Einzelpreis; 2000)
- **Bewertung:** Dreifachimpfstoff mit moderner azellulärer Pertussis-Vakzine, ohne HiB.

Infanrix®+Hib

- **Komponenten:**
  1. Diphtherie-Adsorbat-Impfstoff 30 IE
  2. azellulärer Pertussis-Impfstoff mit FHA 25 µg, Pertussis-Toxoid 25 µg, Pertactin/69 kD 8 µg (B-Typ mit drei Komponenten), nicht einzeln erhältlich!
  3. Tetanus-Adsorbat-Impfstoff 40 IE (entsprechend Tetasorbat®)
  4. HiB-Konjugat-Impfstoff 10 µg, gebunden an Tetanustoxoid (PRP-T)
- **Hersteller:** SmithKline Beecham
- **Indikation:** Erstimmunisierung ab 3. Monat bis 6. Lebensjahr
- **Typ:** Gereinigte Einzelkomponenten-Vakzine, Konjugat-Impfstoff und Adsorbat-Impfstoffe
- **Galenik:** Fl. mit Trockensubstanz (HiB-Impfstoff) und Fertigspritze ohne Nadel (0,5 ml) als Lösungsmittel, zur i. m. Injektion
- **Hilfsstoffe:** Lactose, 2-Phenoxyethanol, Al-Hydroxid, Polysorbat 80, Glycin, Formaldehyd
- **Preis:** ca. 96 DM (Einzelpreis; 2000)

Marktübersicht Impfstoffe

- **Bewertung:** Vierfachimpfstoff mit moderner azellulärer Pertussis-Vakzine und HiB-Komponente, entsprechend den Empfehlungen der STIKO.

Infanrix-IPV+HiB®

- **Komponenten:**
  1. Diphtherie-Adsorbat-Impfstoff 30 IE
  2. azellulärer Pertussis-Impfstoff mit 25 µg Pertussistoxoid, 25 µg FHA und 8 µg Pertactin/69 kD (B-Typ mit 3 Komponenten), nicht einzeln erhältlich!
  3. Tetanus-Adsorbat-Impfstoff 40 IE (entsprechend Tetasorbat®)
  4. HiB-Konjugat-Impfstoff 10 µg, gebunden an Tetanustoxoid (PRP-T)
  5. inaktivierte Polio-Viren Typ I (Mahoney): 40 DE, Typ II (MEF 1): 8 DE, Typ III (Saukett): 32 DE
- **Hersteller:** SmithKline Beecham
- **Indikation:** Erstimmunisierung ab 3. Lebensmonat bis 6. Lebensjahr
- **Typ:** gereinigte Einzelkomponenten Vakzine, Konjugatimpfstoff und Adsorbat-Impfstoffe
- **Galenik:** Fl. mit Trockensubstanz (HiB-Impfstoff) und 0,5 ml DTPa-IPV-Impfstoff als Lösungsmittel, zur i.m. Injektion
- **Hilfsstoffe:** Lactose, 2-Phenoxyethanol, Al-Hydroxid, Polysorbat 80, Glycin, Formaldehyd, Phosphate, Salze, Framycetin, Polymyxin
- **Preis:** ca. 99 DM (Einzelpreis; 2000)
- **Bewertung:** Fünffachimpfstoff mit moderner azellulärer Pertussis-Vakzine, HiB-Komponente und Polio IPV, entsprechend den Empfehlungen der STIKO.

MM Diplovax®

- **Komponenten:**
  1. attenuierte lebende Masernviren, Stamm More attenuated Enders, gezüchtet auf Hühnerfibroblasten
  2. attenuierte lebende Mumpsviren, Stamm Feryl Lynn, gezüchtet auf Hühnerfibroblasten
- **Hersteller:** Pasteur Mérieux

- **Indikation:** Erstimmunisierung ab 15. Monat
- **Typ:** polyvalenter Lebendimpfstoff
- **Galenik:** Fl. mit Trockensubstanz und Fl. mit Lösungsmittel für eine Dosis (0,5 ml) zur s.c. oder i.m. Injektion
- **Hilfsstoffe:** Phenolsulfonphthalein, Humanalbumin, Neomycin, Gelatine, Peptide, Vitamine, Zucker
- **Preis:** ca. 67 DM (Einzelpreis; 2000)
- **Bewertung:** Zweifachimpfstoff ohne Rötelnanteil (wenn aus besonderen Gründen keine Rötelnimpfung gewünscht ist).

MMR Triplovax®

- **Komponenten:**
  1. attenuierte lebende Masernviren, Stamm More attenuated Enders, gezüchtet auf Hühnerfibroblasten
  2. attenuierte lebende Mumpsviren, Stamm Feryl Lynn, gezüchtet auf Hühnerfibroblasten
  3. attenuierte lebende Rötelnviren, Stamm Wistar RA 27/3, gezüchtet auf menschlichen diploiden Zellen
- **Hersteller:** Pasteur Mérieux
- **Indikation:** Erstimmunisierung ab 15. Monat
- **Typ:** polyvalenter Lebendimpfstoff
- **Galenik:** Fl. mit Trockensubstanz und Fl. mit Lösungsmittel für eine Dosis (0,5 ml) zur s.c. oder i.m. Injektion
- **Hilfsstoffe:** Phenolsulfonphthalein, Humanalbumin, Neomycin, Glutamat, Aminosäuren, Cholesterin, Gelatine, Peptide, Purine, Pyrimidine, Polysorbat 80, Vitamine, Zucker
- **Preis:** ca. 79 DM (Einzelpreis; 2000)
- **Bewertung:** Dreifachimpfstoff entsprechend den Empfehlungen der STIKO. Enthält einen anderen Masernstamm als der Maserneinzelimpfstoff desselben Herstellers!

M-M-RVax®

- **Komponenten:**
  1. attenuierte lebende Masernviren, Stamm More attenuated Enders, gezüchtet auf Hühnerfibroblasten
  2. attenuierte lebende Mumpsviren, Stamm Feryl Lynn, gezüchtet auf Hühnerfibroblasten

    3. attenuierte lebende Rötelnviren, Stamm Wistar RA 27/3, gezüchtet auf menschlichen diploiden Zellen

- **Hersteller:** Chiron Behring
- **Indikation:** Erstimmunisierung ab 15. Monat
- **Typ:** polyvalenter Lebendimpfstoff
- **Galenik:** Fl. mit Trockensubstanz und Fl. mit Lösungsmittel für eine Dosis (0,5 ml) zur s.c. oder i.m. Injektion
- **Hilfsstoffe:** Hydrolysierte Gelatine, Salz, Zucker, Peptide, Phenolrot, Neomycin, Humanalbumin
- **Preis:** ca. 79 DM (Einzelpreis; 2000)
- **Bewertung:** Dreifachimpfstoff entsprechend den Empfehlungen der STIKO.

M-MVax®

- **Komponenten:**
  1. attenuierte lebende Masernviren, Stamm More attenuated Enders, gezüchtet auch Hühnerfibroblasten
  2. attenuierte lebende Mumpsviren, Stamm Feryl Lynn, gezüchtet auf Hühnerfibroblasten
- **Hersteller:** Chiron Behring
- **Indikation:** Erstimmunisierung ab 15. Monat
- **Typ:** polyvalenter Lebendimpfstoff
- **Galenik:** Fl. mit Trockensubstanz und Fl. mit Lösungsmittel für eine Dosis (0,5 ml) zur s.c. oder i.m. Injektion
- **Hilfsstoffe:** Hydrolysierte Gelatine, Humanalbumin, Neomycin
- **Preis:** ca. 67 DM (Einzelpreis; 2000)
- **Bewertung:** Zweifachimpfstoff ohne Rötelnanteil (wenn aus besonderen Gründen keine Rötelnimpfung gewünscht ist).

Pentavac®

- **Komponenten:**
  1. HiB-Konjugat-Impfstoff 10 µg (entsprechend HiB Mérieux®)
  2. Diphtherie-Adsorbat-Impfstoff 20 IE
  3. azellulärer Pertussis-Impfstoff mit 25 µg Pertussistoxoid und 25 µg FHA
  4. Tetanus-Adsorbat-Impfstoff 40 IE

5. inaktivierte Polio-Viren Typ I: 40 DE, Typ II: 8 DE, Typ III: 32 DE
- **Hersteller:** Pasteur Mérieux MSD
- **Indikation:** Erstimmunisierung ab 3. Monat bis 6. Lebensjahr
- **Typ:** Konjugat-Impfstoff und Adsorbat-Impfstoffe
- **Galenik:** Lyophylisat (HiB) und Fertigspritze (übrige Komponenten) zur i.m. Injektion nach Rekonstitution
- **Hilfsstoffe:** Phenoxyethanol, Al-Hydroxid, Trometamol, Ethanol, Formaldehyd, Spuren von Neomycin, Streptomycin und Polymyxin B
- **Preis:** ca. 99 DM (Einzelpreis; 2000)
- **Bewertung:** sehr sinnvoller Fünffachimpfstoff entsprechend den STIKO-Empfehlungen.

Priorix®
- **Komponenten:**
  1. attenuierte lebende Masern-Viren, Stamm Schwarz, gezüchtet auf Hühnerfibroblasten
  2. attenuierte lebende Mumps-Viren, Stamm Jeryl Lynn, gezüchtet auf Hühnerfibroblasten
  3. attenuierte lebende Röteln-Viren, Stamm Wistar RA 27/3, gezüchtet auf menschlichen diploiden Zellen
- **Hersteller:** SmithKline Beecham
- **Indikation:** Erstimmunisierung ab 15. Monat
- **Typ:** polyvalenter Lebendimpfstoff
- **Galenik:** Fl. mit Trockensubstanz und Fl. mit Lösungsmittel für eine Dosis (0,5 ml) zur s.c. oder i.m. Injektion
- **Hilfsstoffe:** Aminosäuren, Humanalbumin, Lactose, Mannitol, Neomycin, Sorbitol
- **Preis:** ca. 80 (Einzelpreis; 2000)
- **Bewertung:** Dreifachimpfstoff entsprechend den Empfehlungen der STIKO.

Procomvax®
- **Komponenten:**
  1. HiB-Konjugat-Impfstoff PRP-OMPC (entspricht Pedvax-HIB®)

2. gentechnologischer Hepatitis-B-Impfstoff (entspricht Gen H-B-Vax K)

- **Hersteller:** Chiron Behring
- **Indikation:** Grundimmunisierung ab 2. Lebensmonat
- **Typ:** Adsorbatimpfstoff, kein Lyophilisat!
- **Galenik:** Fertigspritze mit 0,5 ml Suspension
- **Hilfsstoffe:** Al-Hydroxid, Natriumborat in 0,9 % NaCl
- **Preis:** ca. 134 DM (Einzelpreis; 2000)
- **Bewertung:** In Kombination mit Quatro-Virelon® sehr sinnvolle 6er-Kombination zur Grundimmunisierung.

Quatro-Virelon®

- **Komponenten:**
  1. Tetanus-Toxoid 40 IE
  2. Diphtherie-Toxoid 20 IE
  3. Gereinigtes Pertussis-Toxoid und filamentöses Hämagglutinin je 25 µg
  4. Inaktivierte Polio-Viren Typ 1:40 DE, Typ 2: 8DE, Typ 3: 32 DE
- **Hersteller:** Chiron Behring
- **Indikation:** Grundimmunisierung ab 2. Lebensmonat
- **Typ:** Adsorbat-Impfstoff zusätzlich mit inaktivierten Polioviren
- **Galenik:** Fertigspritze mit 0,5 ml Suspension
- **Hilfsstoffe:** 2-Phenoxymethanol, Al-Hydroxid, Ethanol, Formaldehyd, Spuren von Neomycin, Streptomycin, Polymyxin B
- **Preis:** ca. 49 DM (Einzelpreis; 2000)
- **Bewertung:** In Kombination mit Procomvax® sehr sinnvolle 6er-Kombination zur Grundimmunisierung.

Revaxis®

- **Komponenten:**
  1. Tetanus-Toxoid 20 IE
  2. Diphtherie-Toxoid 2 IE
  3. Inaktivierte Polioviren Typ 1: 40 DE, Typ 2: 8 DE, Typ 3: 32 DE
- **Hersteller:** Pasteur Mérieux MSD
- **Indikation:** kombinierte Tetanus-Diphtherie-Polio-Auffrischungsimpfung ab dem 6. Lebensjahr

- **Typ:** Adsorbat-Impfstoff, zusätzlich mit inaktivierten Polioviren
- **Galenik:** Fertigspritze mit 0,5 ml Impfstoff zur i. m. oder tief s. c. Injektion
- **Hilfsstoffe:** Al-Hydroxid, Formaldehyd, Spuren von Neomycin, Streptomycin, Polymyxin B
- **Preis:** ca. 36 DM (Einzelpreis; 2000)
- **Bewertung:** Dreifachimpfstoff zur Auffrischung nach vollständiger Grundimmunisierung. Bei Erwachsenen nur indiziert, wenn eine Indikation auch zur Polio-Auffrischung besteht.

Td-Impfstoff Mérieux®

- **Komponenten:**
  1. Diphtherie-Adsorbat-Impfstoff 2 IE
  2. Tetanus-Adsorbat-Impfstoff 20 IE
- **Hersteller:** Pasteur Mérieux MSD
- **Indikation:** Erstimmunisierung und Auffrischung ab 6. Lebensjahr.
- **Typ:** Adsorbat-Impfstoffe
- **Galenik:** Ampulle mit 0,5 ml zur i. m. Injektion
- **Hilfsstoffe:** Al-phosphat, Thiomersal, (Formaldehyd)
- **Preis:** ca. 11 DM (Einzelpreis; 2000)
- **Bewertung:** Zweifachimpfstoff für die Erstimmunisierung und Auffrischung bei Erwachsenen. Die Tetanus-Komponente ist nur halb so hoch dosiert wie in Tetavax®!

Td-pur®

- **Komponenten:**
  1. Diphtherie-Adsorbat-Impfstoff 2 IE
  2. Tetanus-Adsorbat-Impfstoff 20 IE
- **Hersteller:** Chiron Behring
- **Indikation:** Erstimmunisierung und Auffrischung ab 6. Lebensjahr.
- **Typ:** Adsorbat-Impfstoffe
- **Galenik:** Fertigspritze ohne Kanüle (0,5 ml) zur i. m. Injektion
- **Hilfsstoffe:** Al-Hydroxid, Timerfonat, (Formaldehyd)
- **Preis:** ca. 12 DM (Einzelpreis; 2000)
- **Bewertung:** Zweifachimpfstoff für die Erstimmunisierung und

Auffrischung bei Erwachsenen. Die Tetanus-Komponente ist nur halb so hoch dosiert wie in Tetanol®!

Td-Rix®

- **Komponenten:**
  1. Diphtherie-Adsorbat-Impfstoff 2 IE
  2. Tetanus-Adsorbat-Impfstoff 20 IE
- **Hersteller:** SmithKline Beecham
- **Indikation:** Erstimmunisierung und Auffrischung ab 6. Lebensjahr.
- **Typ:** Adsorbat-Impfstoffe
- **Galenik:** Fertigspritze mit 0,5 ml zur i.m. Injektion
- **Hilfsstoffe:** Timerfonat, Al-Hydroxid, (Formaldehyd)
- **Preis:** ca. 14 DM (Einzelpreis; 2000)
- **Bewertung:** Zweifachimpfstoff für die Erstimmunisierung und Auffrischung bei Erwachsenen. Die Tetanus-Komponente ist nur halb so hoch dosiert wie in Tetasorbat®!

Td-Vaccinol®

- **Komponenten:**
  1. Diphtherie-Adsorbat-Impfstoff 2 IE
  2. Tetanus-Adsorbat-Impfstoff 20 IE
- **Hersteller:** Procter & Gamble
- **Indikation:** Erstimmunisierung und Auffrischung ab 6. Lebensjahr.
- **Typ:** Adsorbat-Impfstoffe
- **Galenik:** Brechampulle mit 0,5 ml zur i.m. Injektion
- **Hilfsstoffe:** Al-Phosphat, Thiomersal, (Formaldehyd)
- **Preis:** ca. 11 DM (Einzelpreis; 2000)
- **Bewertung:** Zweifachimpfstoff für die Erstimmunisierung und Auffrischung bei Erwachsenen. Die Tetanus-Komponente ist nur halb so hoch dosiert wie in Tetanus-Einzelimpfstoffen.

Tetravac®

- **Komponenten:**
  1. Diphtherie-Adsorbat-Impfstoff 20 IE
  2. azellulärer Pertussis-Impfstoff mit 25 µg Pertussistoxoid und 25 µg FHA

3. Tetanus-Adsorbat-Impfstoff 40 IE

4. inaktivierte Polio-Viren Typ I: 40 DE, Typ II: 8 DE, Typ III: 32 DE

- **Hersteller:** Pasteur Mérieux MSD
- **Indikation:** Erstimmunisierung ab 3. Monat bis 6. Lebensjahr.
- **Typ:** Konjugat-Impfstoff und Adsorbat-Impfstoffe
- **Galenik:** Fertigspritze zur i. m. Injektion
- **Hilfsstoffe:** bei Drucklegung lagen noch keine Angaben vor
- **Preis:** ca. 50 DM (Einzelpreis; 2000)
- **Bewertung:** sinnvoller Vierfachimpfstoff, wenn die HiB-Impfung getrennt vorgenommen wird bzw. vorgenommen wurde.

Twinrix® Erwachsene

- **Komponenten:**
  1. Inaktiviertes Hepatitis-A-Virus 720 E, gezüchtet in HDC-Kulturen
  2. Hepatitis-B-Oberflächenantigen 20 µg, gentechnologisch hergestellt in Hefezellen
- **Hersteller:** SmithKline Beecham
- **Indikation:** kombinierte Hepatitis-A- und -B-Impfung, z. B. bei gefährdeten Personen oder vor Reisen, zu verwenden ab dem 16. Lebensjahr
- **Typ:** Totimpfstoffe
- **Galenik:** Fertigspritze mit 1 ml zur i. m. Injektion
- **Hilfsstoffe:** Al-Phosphat, Al-Hydroxid, 2-Phenoxyethanol, Formaldehyd, Neomycin, Polysorbat 20
- **Preis:** ca. 130 DM (Einzelpreis; 2000)
- **Bewertung:** Sinnvoller Kombinationsimpfstoff. Entspricht Engerix B® (volle Dosierung) und Havrix® (halbe Dosierung!). Im Vergleich zu den Einzelimpfstoffen sehr gutes Preis-Leistungs-Verhältnis.

Twinrix® Kinder

- **Komponenten:**
  1. Inaktiviertes Hepatitis-A-Virus 360 E, gezüchtet in HDC-Kulturen

2. Hepatitis-B-Oberflächenantigen 10 µg, gentechnologisch hergestellt in Hefezellen

- **Hersteller:** SmithKline Beecham
- **Indikation:** kombinierte Hepatitis-A- und -B-Impfung bis zum 15. Lebensjahr.
- **Typ:** Totimpfstoffe
- **Galenik:** Fertigspritze mit 0,5 ml zur i.m. Injektion
- **Hilfsstoffe:** Al-Phosphat, Al-Hydroxid, 2-Phenoxyethanol, Formaldehyd, Neomycin, Polysorbat 20
- **Preis:** ca. 91 DM (Einzelpreis; 2000)
- **Bewertung:** Sinnvoller Kombinationsimpfstoff. Entspricht Engerix B® Kinder und Havrix® Kinder. Im Vergleich zu den Einzelimpfstoffen sehr gutes Preis-Leistungs-Verhältnis.

Übersicht der zugelassenen Impfstoffe entsprechend Rote Liste 1998 (Deutschland), Austria-Codex 1997/98 und Arzneimittel Kompendium der Schweiz 1998.

Einzelimpfstoffe

Impfung	Deutschland	Österreich	Schweiz
Cholera	• Cholera Impfstoff Behring® (Chiron Behring)	• Cholera Impfstoff „Berna"® (Kwizda)	• Cholera Impfstoff Berna® (Schweiz. Serum- & Impfinstitut) • Orochol Berna® (Schweiz. Serum- & Impfinstitut)
Diph-therie	• Diphtherie-Adsorbat-Impfstoff Behring® für Erwachsene (Chiron Behring) • Diphtherie-Adsorbat-Impfstoff Behring für Kinder® (Chiron Behring)	• Diphtherie-Adsorbat-Impfstoff „Behring"® für Erwachsene (Chiron Behring)	• Di Anatoxal Berna® (Schweiz. Serum- & Impfinstitut)
FSME	• Encepur® (Chiron Behring) • TicoVac® (Baxter)	• FSME-Immun inject® (Österr. Inst. f. Hämoderivate)	• FSME-Immun inject® (Baxter)
Gelb-fieber	• Stamaril® (Pasteur Mérieux MSD) • Gelbfieber-Impfstoff RKI (Rob.-Koch-Instit.)		• Arilvax® (Albugam) • Stamaril® (Pro Vaccine)

Impfung	Deutschland	Österreich	Schweiz
Grippe (Influenza)	• Begrivac® (Chiron Behring) • Grippe-Impfstoff 97/98 PB® (Pharbita) • Inflexal (NIDDApharm) • Influsplit SSW® (SmithKline Beecham) • Influvac® (Solvay) • Mutagrip® (Pasteur Mérieux MSD)	• Begrivac „Behring"® (Chiron Behring) • Inflexal „Berna"® (Kwizda) • Influvac® (Solvay) • Sandovac® (Novartis) • Vaxigrip® (Pasteur Mérieux MSD)	• Fluarix® (SmithKline Beecham) • Inflexal Berna® (Schweiz. Serum- & Impfinstitut) • Influvac 97® (Solvay) • Mutagrip® (Pro Vaccine)
HAV	• Epaxal® (NIDDApharm) • Havrix® 1440 (Erwachsene) (SmithKline Beecham) • Havrix 720 Kinder® (SmithKline Beecham) • Vaqta® (für Erwachsene) (Pasteur Mérieux MSD/Chiron Behring) • Vaqta K pro infantibus® (Pasteur Mérieux MSD/Chiron Behring)	• Havrix® 1440 (Erwachsene) (SmithKline Beecham) • Havrix 720® (Erwachsene) (SmithKline Beecham) • Havrix 360® (Kinder) (SmithKline Beecham)	• Epaxal Berna® (Kinder) (Schweiz. Serum- & Impfinstitut) • Havrix® 1440 (Erwachsene) (SmithKline Beecham) • Havrix 720 Junior® (Erwachsene) (SmithKline Beecham)

Impfung	Deutschland	Österreich	Schweiz
HBV	• Engerix® -B Erwachsene (SmithKline Beecham) • Engerix® -B Kinder (SmithKline Beecham) • Gen H-B-Vax® D (Pasteur Mérieux MSD/Chiron Behring) Gen H-B-Vax® K pro infantibus (Pasteur Mérieux MSD/Chiron Behring)	• Engerix® -B Erwachsene (SmithKline Beecham) • Engerix® -B Kinder (SmithKline Beecham) Gen-H-B-Vax® (Pasteur Mérieux MSD)	• Engerix® -B Junior (SmithKline Beecham) • Engerix® -B (SmithKline Beecham), • Gen H-B-Vax® (Pro Vaccine) • Gen H-B-Vax® Kinder (Pro Vaccine) Heprecomb Berna® (Schweiz. Serum- & Impfinstitut)
HiB	• Act-HIB® (Pasteur Mérieux MSD) • Hib Titer® (Lederle) • HIB Mérieux® (Pasteur Mérieux MSD) • PedVax HIB® (Chiron Behring)	• Act-HIB® (Pasteur Mérieux MSD) • Hib Titer® (Wyeth-Lederle) • ProHIBit® (Pasteur Mérieux Connaught)	• Act-HIB® (Pro Vaccine) • Hib Titer® (AHP, Lederle) • ProHIBit® (Schweiz. Serum- & Impfinstitut)
Masern	• Masern-Impfstoff Mérieux® (Pasteur Mérieux MSD)		• Attenuvax® (Pro Vaccine) • Moraten HDC Berna® (Schweiz. Serum- & Impfinstitut) • Rimevax® (SmithKline Beecham)

Impfung	Deutschland	Österreich	Schweiz
Meningo-kokken	• Mencevax® ACWY (SmithKline Beecham) • Meningokokken-Impfstoff A+C Mérieux® (Pasteur Mérieux MSD)	• Mencevax® ACWY (SmithKline Beecham)	• Meningokokken Polysaccharid Impfstoff A+C® (Schweiz. Serum- & Impfinstitut)
Mumps	• Mumpsvax® (Chiron Behring)		• Mumaten Berna® (Schweiz. Serum- & Impfinstitut) • Mumpsvax® (Pro Vaccine)
Pertussis	• Acel-P Lederle® (Lederle) • Pac Mérieux® (Pasteur Mérieux MSD)		• Acel-P Lederle® (AHP, Lederle)
Pneumo-kokken	• Pneumopur® (Chiron Behring) • Pneumovax 23® (Pasteur Mérieux MSD)	• Pneumo 23 Vaccine® „Sero" (Pasteur Mérieux MSD)	• Pneumovax 23® (Pro Vaccine) • PNU Imune 23® (AHP, Lederle)
Polio (oral)	• Oral-Virelon® (Chiron Behring)	• Polio Sabin® „SB" (SmithKline Beecham)	• Polio Sabin® (SmithKline Beecham) • Poloral Berna® (Schweiz. Serum- & Impfinstitut)
Polio (IPV)	• IPV Mérieux® (Pasteur Mérieux MSD) • IPV-Virelon® (Chiron Behring)	• Polio Salk® „Sero" (Pasteur Mérieux MSD)	• Poliomyelitis Impfstoff Berna® (Schweiz. Serum- & Impfinstitut)

Impfung	Deutschland	Österreich	Schweiz
Röteln	• Ervevax® (SmithKline Beecham) • Röteln-Impfstoff HDC Mérieux® (Pasteur Mérieux MSD) • Röteln-Vaccinol® (Procter & Gamble) • Rubellovac® (Chiron Behring)	• Ervevax® (SmithKline Beecham) • Rubeaten® „Berna" (Kwizda)	• Ervevax® (SmithKline Beecham) • Merivax® (Pro Vaccine) • Rubeaten Berna® (Schweiz. Serum- & Impfinstitut)
Tetanus	• Tetamun SSW® (SmithKline Beecham) • Tetanol® (Chiron Behring) • Tetasorbat SSW® (SmithKline Beecham) • Tetavax® (Pasteur Mérieux MSD)	• Tetanol® „Behring" (Chiron Behring) • Tetanosimultan® (Immuno) • Tetanus-Adsorbat-Impfstoff „Sero" (Pasteur Mérieux MSD) • T-Immun® (Immuno)	• Tanrix® (SmithKline Beecham) • Te Anatoxal Berna® (Schweiz. Serum- & Impfinstitut)
Tollwut	• Rabipur® (Chiron Behring) • Rabivac® (Chiron Behring) • Tollwutimpfstoff (HDC) inaktiviert® (Pasteur Mérieux MSD)	• Rabipur® „Behring" (Chiron Behring)	• Lyssavac N Berna® (Schweiz. Serum- & Impfinstitut) • Vaccin rabique inactivé® (Pro Vaccine)
Tuber-kulose	• BCG Vaccine® (Behring)	• BCG Vaccine® „Sero" (Pasteur Mérieux MSD)	• BCG Impfstoff Berna® (Schweiz. Serum & Impfinstitut)

Marktübersicht Ⓓ Ⓐ CH

Impfung	Deutschland	Österreich	Schweiz
Typhus (oral)	• Typhoral L® (Chiron Behring) • Vivotif Berna® (Serum- & Impfinstitut Bern)	• Vivotif Berna® (Kwizda)	• Vivotif Berna® (Schweiz. Serum- & Impfinstitut)
Typhus (Injektion)	• Typhim Vi® (Pasteur Mérieux MSD)	• Typhim Vi® Pasteur Mérieux MSD)	• Tab Impfstoff Berna® (Schweiz. Serum- & Impfinstitut)
Varizella	• Varilrix® (SmithKline Beecham)	• Varicella-Impfstoff „SB" ® (SmithKline Beecham)	• Varilrix® (SmithKline Beecham)

Kombinationsimpfstoffe

Kombination	Deutschland	Österreich	Schweiz
DPT bzw. DTPa	• DPT Mérieux® (Pasteur Mérieux MSD) • Infanrix® (SmithKline Beecham) • Boostrix® (SmithKline Beecham)	• Di Te Per Anatoxal® „Berna" (Kwizda) • DPT-Adsorbatimpfstoff ® „Sero" (Pasteur Mérieux MSD) • Infanrix® (DTPa-Impfstoff) (SmithKline Beecham) • Tritanrix-DTPw® (SmithKline Beecham)	• Acel-Imune® (AHP Lederle) • Di Te Per Anatoxal® Berna (Schweiz. Serum- & Impfinstitut) Infanrix DTPa® (SmithKline Beecham)
DPT/HB		• Tritanrix-HB® (SmithKline Beecham)	• Infanrix DTPa-HepB® (SmithKline Beecham)

Kombination	Deutschland	Österreich	Schweiz
DPT/HiB/ Polio	• Infanrix-IPV+HiB® (SmithKline Beecham) • Pentavac® (Pasteur Mérieux MSD)		
DPT/ Polio	• Tetravac® (Pasteur Mérieux MSD) • Quatro-Virelon® (Chiron Behring)		• Di Te Per Pol Impfstoff® Berna (Schweiz. Serum- & Impfinstitut)
DT	• DT-Impfstoff Behring® für Kinder (Chiron Behring) • DT-Impfstoff Mérieux® für Kinder (Pasteur Mérieux MSD)	• Ditanrix-DT® (SmithKline Beecham) • Di Te Anatoxal® „Berna" (Kwizda) • DT-Adsorbatimpfstoff® „Sero" (Pasteur Mérieux MSD) • Dt-Reduct® „Sero" (Pasteur Mérieux MSD)	• Ditanrix® Kinder (SmithKline Beecham) • Di Te Anatoxal® Berna Kinder (Schweiz. Serum- & Impfinstitut)
DTPolio	• Rovaxic® (Pasteur Mérieux MSD)		
HA/HB	• Twinrix® (SmithKline Beecham) • Twinrix® K (SmithKline Beecham)	• Twinrix® Erwachsene (SmithKline Beecham) • Twinrix® K (SmithKline Beecham)	• Twinrix® (SmithKline Beecham) • Twinrix Junior® (SmithKline Beecham)

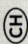

Marktübersicht Impfstoffe

Kombi-nation	Deutschland	Österreich	Schweiz
HiB/DPT	• HIB-DPT Mérieux® (Pasteur Mérieux MSD) • Infanrix+Hib® (SmithKline Beecham)	• Act-Hib plus DPT® „Sero" (Pasteur Mérieux) • Infanrix+Hib® (SmithKline Beecham)	• Infanrix DTPa+Hib® (SmithKline Beecham) • ProHIBit DPT® (Schweiz. Serum & Impfinstitut) • Tetramune® (AHP Lederle)
HiB/DT	• HiB-DT Mérieux®		
HiB/HB	• Procomvax® (Chiron Behring)		
MM	• MM Diplovax® (Pasteur Mérieux) • M-MVax® (Chiron Behring)		• Biviraten® Berna (Schweiz. Serum- & Impfinstitut) M-MVax® (Pro Vaccine)
MMR	• MMR Triplovax® (Pasteur Mérieux) • M-M-RVax® (Chiron Behring) • Priorix (SmithKline Beecham)	• M-M-RVax® (Pasteur Mérieux MSD)	• M-M-RVax® II (Pro Vaccine) • Triviraten® Berna (Schweiz. Serum- & Impfinstitut)
Td	• Td-Impfstoff Mérieux® (Pasteur Mérieux MSD) • Td-pur® (Chiron Behring) • Td-Rix® (Smith-Kline Beecham) Td-Vaccinol® • (Procter & Gamble)	• Ditanrix-dT® (SmithKline Beecham) • Di Te Anatoxal® „Berna" (dT) (Kwizda)	• Ditanrix® (SmithKline Beecham) • Di Te Anatoxal® Berna Erwachsene (Schweiz. Serum- & Impfinstitut)

DPT = Diphtherie/Pertussis/Tetanus	HiB = Hämophilus influenzae Typ B
DT = Diphtherie/Tetanus, für Kinder	MM = Masern/Mumps
DTPa = Diphtherie/Tetanus/Pertussis azellulär	MMR = Masern/Mumps/Röteln
HA = Hepatitis A	Td = Diphtherie/Tetanus, für Erwachsene
HB = Hepatitis B	

3 Know-how des Impfens

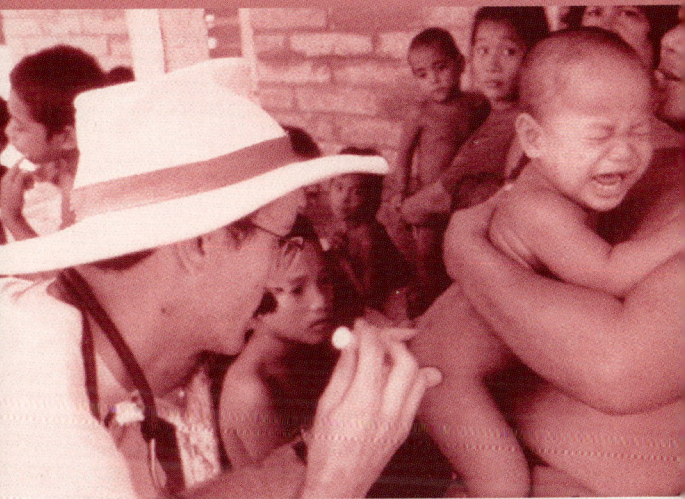

Komponenten des Immunsystems

In den letzten Jahren sind die Kenntnisse über die grundlegenden immunologischen Funktionen wesentlich verbessert worden. Das „Immunsystem" erweist sich als sehr komplex, wobei zelluläre Funktionen, Entzündungsmediatoren und humorale Antikörper auf vielerlei Weise interagieren. An dieser Stelle sollen nur einige grundlegende Fakten über die immunologischen Vorgänge bei Impfungen dargestellt werden.

Passive Immunität

Eine „natürliche" passive Immunität gibt es nur in den ersten Lebensmonaten durch die während der Schwangerschaft diaplazentar übertragenen, mütterlichen Antikörper („Leihimmunität, Nestschutz"). Dauerhafte Immunität gegenüber Krankheitserregern muß daher individuell erworben werden.

T-Zell-System

T-Lymphozyten sorgen für die zelluläre Immunantwort. Voraussetzung für eine Reaktion ist das Erkennen von Antigenen. Bestimmte T-Zellen sind dazu in der Lage, dies allerdings nur, wenn ihnen Antigene in geeigneter Form präsentiert werden. Befallene Zellen präsentieren Fremdantigene an ihrer Zelloberfläche nach Ankopplung an spezielle Moleküle der MHC-Klasse. Dabei werden intrazellulär entstandene Fremdantigene (z.B. Bestandteile von Viren oder intrazellulär wachsenden Bakterien) durch Moleküle der MHC-Klasse I präsentiert, extrazellulär zugeführte Fremdantigene durch Moleküle der MHC-Klasse II. Nach der Fähigkeit auf antigenpräsentierende Moleküle der MHC-Klassen I oder II zu reagieren, unterscheidet man zwei T-Zell-Untergruppen.

- CD4-Zellen („Helferzellen"): Sie erkennen von MHC-Klasse II präsentierte Antigene und produzieren in der Folge verschiedene Mediatoren (z.B. Interleukine, Interferone). Durch diese werden andere Zellen des Immunsystems aktiviert, z.B. auch B-Zellen, die zur Ausreifung und Antikörperproduktion angeregt werden.
- CD8-Zellen (zytotoxische Zellen, „Suppressorzellen"): Sie erkennen von MHC-Klasse I präsentierte Antigene und vermitteln die Zerstörung der präsentierenden Zellen.

B-Zellen

B-Zellen sorgen für die humorale Immunantwort, d.h., sie bilden nach Aktivierung Antikörper, die im Blut zirkulieren. Zur Antigen-Erkennung dienen ihnen an ihrer Oberfläche verankerte Immunglobuline. Als Antigene wirken nicht nur Fremdproteine, sondern auch Polysaccharide aus der Bakterienwand sowie prinzipiell alle Fremdstoffe, die durch Antikörper spezifisch erkannt werden können (z.B. auch Bestandteile von Nahrungsmitteln). Das Vorhandensein spezifischer Antikörper bedeutet letztlich nur, daß der Körper irgendwann einen nennenswerten Kontakt mit dem betreffenden Antigen hatte.

- Jede B-Zelle kann nur eine bestimmte Antikörper-Art bilden. Die B-Zelle erkennt „ihr" Antigen, vermehrt sich nach Aktivierung sehr schnell und bildet einen Zellklon, der spezifische Antikörper produziert.
- Nicht alle Fremdantigene aktivieren B-Zellen direkt. In vielen Fällen ist eine B-Zell-Reaktion *von der Aktivierung durch T-Helferzellen abhängig*. Dies betrifft vor allem Reaktionen gegen Proteine, z.B. Toxine oder Virusantigene. In diesen Fällen werden sehr hohe spezifische IgG-Titer aufgebaut, die lange persistieren und so eine dauerhafte Immunität gewährleisten.
- *T-Zell-unabhängige* B-Zell-Reaktionen richten sich eher gegen Polysaccharide oder andere Antigene mit einem sich musterartig wiederholenden Aufbau. Dabei werden sehr hohe IgM-Titer gebildet, so daß eine schnelle, aber nicht sehr spezifische Abwehr vorhanden ist, die aber nur eine sehr schwach ausgebildete dauerhafte Immunität hinterläßt.

Eine Besonderheit besteht darin, daß Kinder in den ersten zwei Lebensjahren nicht oder nur unvollständig auf Polysaccharide reagieren können – daher ihre schwache oder ausbleibende Immunantwort auf manche bakteriellen Antigene (z.B. auf Pneumokokken oder nichtkonjugierte *Haemophilus*-Antigene).

Gedächtniszellen

Bei wiederholtem Kontakt z.B. mit viralen Antigenen setzt die spezifische Immunantwort wesentlich schneller ein als beim ersten Kontakt, so daß beim Zweitkontakt die entsprechende Erkrankung klinisch nicht mehr zum Ausbruch kommt. Diese Reaktion wird durch das „immunologische Gedächtnis" gewährleistet. Nach einer akuten Erkrankung oder Impfung (z.B. Masern) wandeln sich einige der beteiligten B-Zellen in Gedächtniszellen um, die dauerhaft niedrige Mengen spezifischer Antikörper produzieren und bei erneutem Antigen-Kontakt sehr schnell aktiviert werden. Der genaue Mechanismus dieser Gedächtnisfunktion ist noch nicht bekannt.

Aktive Immunisierung

Ziel einer aktiven Impfung ist, eine dauerhafte Immunität gegen einen bestimmten Erreger oder seine Toxine zu induzieren. Im Prinzip erfolgt die gleiche Immunreaktion wie bei der „natürlichen" Infektion. Bei Impfungen mit Toxoiden oder Kapselantigenen wird sogar eine zuverlässigere und belastungsfähigere Immunität erzeugt. Die einzelnen Impfungen unterscheiden sich bezüglich der immunologischen Mechanismen.

Lebendimpfstoffe

Impfungen mit Lebendimpfstoffen entsprechen immunologisch am ehesten der eigentlichen Infektion. Die Impferreger haben die gleichen immunologischen Eigenschaften wie die Originalerreger, sind aber so abgewandelt („attenuiert"), daß sie nicht die gleichen Erkrankungserscheinungen und Komplikationen hervorrufen.

- Attenuierte Viren (z.B. Masern, Mumps, Röteln u.a.): Es wird eine T-Zell-abhängige Immunantwort der B-Zellen induziert, die zu einer langdauernden und zuverlässigen Immunität führt.
- Bakterienstämme (z.B. BCG, Typhus oral): Es wird eine vorwiegend zelluläre Immunität induziert, die allerdings nicht die Zuverlässigkeit der durch virale Antigene induzierten Immunität erreicht und auch unterschiedlich lange besteht.

Totimpfstoffe

Totimpfstoffe enthalten keine lebensfähigen Erreger. Daher wird vorwiegend eine nicht T-Zell-abhängige Immunität induziert, die bei einmaligem Kontakt nur zu einer geringen Immunantwort führt. Um ein gutes immunologische Gedächtnis zu induzieren, sind daher meist mehrere Impfstoffgaben nötig und, nach mehr oder weniger langer Zeit, weitere Booster-Impfungen.

- Toxoid (z. B. Diphtherie, Tetanus) oder gezielt ausgewähltes Antigen (Hepatitis B, azelluläre Pertussis-Vakzine): Bei diesen Impfstoffen sucht man gezielt diejenigen Produkte oder Bestandteile des Erregers, die besonders pathogene Eigenschaften haben oder besonders gut vom Immunsystem erkannt werden, um eine möglichst zuverlässige Immunität bei möglichst wenigen Nebenwirkungen zu erreichen. Meist ist eine Grundimmunisierung aus 3 Impfstoffgaben nötig und je nach Impfstoff Auffrischungen in mehrjährigem Abstand.
- Konjugat: Induzieren ein Erreger bzw. seine Bestandteile nur eine unvollständige oder unsichere Immunität, kann man einige seiner Antigene an andere stärker immunogene Antigene koppeln („konjugieren"), um so doch eine spezifische Abwehr zu induzieren. Dieses Prinzip ist bisher nur bei der HiB-Impfung realisiert. Die Kapsel-Antigene (Polysaccharide) des HiB bewirken in den ersten Lebensjahren nur eine sehr schwache Immunantwort, so daß der Erreger die Schleimhautbarriere durchdringen und lebensgefährliche systemische Infektionen verursachen kann. Durch Koppelung der Polysaccharide z. B. an das T-Zell-aktivierende Diphtherie-Toxoid gelingt es, auch bei Kindern einen fast hundertprozentig zuverlässigen Schutz vor solchen invasiven Erkrankungen zu induzieren.
- Inaktivierte Erreger (z. B. FSME, Tollwut): Hier sind mehr oder weniger alle Virusbestandteile im Impfstoff enthalten, mit allen ihren antigenen Eigenschaften.

Postexpositionsprophylaxe

In einigen Situationen ist es notwendig, eine Impfung nach Erregerkontakt durchzuführen, um noch während der Inkubationszeit eine Immunantwort zu erzielen und einen Ausbruch der Erkrankung zu verhindern.

Dabei gibt es verschiedene Möglichkeiten:
- Passive Immunisierung.
- Aktive Immunisierung („Inkubationsimpfung").
- Simultane aktive und passive Immunisierung („Simultanimpfung"). Hier wird durch die aktive Immunisierung ein Langzeit-

schutz aufgebaut und die Zeit bis zu dessen Aufbau durch Gabe von vorgefertigten Antikörpern „überbrückt".

Sinnvoll bzw. notwendig ist eine Postexpositionsprophylaxe bei:

- Tetanus: Simultanimpfung ☞ S. 59f.
- Tollwut: Simultanimpfung ☞ S. 63f.
- Mumps: Inkubationsimpfung ☞ S. 44.
- Varizellen: Inkubationsimpfung ☞ S. 75.
- Hepatitis B: bei Neugeborenen oder akzidentellem Kontakt Simultanimpfung ☞ S. 25.
- FSME: evtl. bei Erwachsenen passive Immunisierung ☞ S. 12f.
- Hepatitis A ☞ S. 19f.

Eine Impfung hat das Ziel, den Ausbruch einer Infektionskrankheit zu verhindern. Dieses Ziel kann sehr unterschiedlich definiert sein, je nach Art der Infektion ist eine andere Strategie zu wählen.

- **Individueller Schutz**, z.B. bei allgemeiner Bedrohung durch eine Infektion, die sich aufgrund der Art des Erregers nicht ausrotten läßt (Beispiel: Tetanus).
- **Ausrottung eines Erregers** durch Unterbrechung aller Infektionsketten. Dazu ist die Impfung der gesamten Bevölkerung nötig (erfolgreiches Beispiel: Pocken; derzeit in Planung: Masern und Polio). Nach Erreichen des Ziels kann die Impfung aufgegeben werden. Das Ziel der Ausrottung eines Erregers ist nur zu erreichen, wenn ein internationaler Konsens besteht und die entsprechenden Maßnahmen auch durchgesetzt werden. Eradikationsziele und -pläne werden von der WHO erarbeitet.
- **Eindämmung einer Epidemie** durch Massenimpfung aller potentiellen Kontaktpersonen (Riegelungsimpfung; Beispiel: Meningokokken-Impfung bei Epidemien in Afrika).
- **Reduzierung eines speziellen Risikos** (Beispiel: FSME-Impfung bei gefährdeten Personen).
- **Schutz vor Spätkomplikationen** (Beispiel: Hepatitis-B-Impfung soll Leberzellkarzinom verhindern).
- **Vermeidung eines Überträgerstatus** (Beispiel: Hepatitis-B-Impfung von Neugeborenen infektiöser Mütter).
- Ausschaltung von Risiken bei **Reisen in Endemiegebiete** (Reiseimpfungen).

Wer erstellt Impfempfehlungen?

Durch den Fortschritt bei der Entwicklung von Impfstoffen und durch geänderte epidemiologische Bedingungen ändern sich Impfempfehlungen für:

- „Routineimpfungen"
- „Impfkalender"
- Neue Impfungen
- Streichung von Impfungen aus dem Routineplan.

Impfempfehlungen gibt die ständige Impfkommission des Robert-Koch-Instituts (STIKO). Die STIKO besteht aus Ärzten und Fachleuten von Kliniken, Praxen und öffentlichen Gesundheitsdiensten sowie aus Infektionsepidemiologen. Gesichtspunkte für Impfempfehlungen sind u. a.:

- Schweregrad einer Infektionskrankheit bzw. ihrer Komplikationen
- Häufigkeit einer Infektionskrankheit und ihrer Komplikationen
- Aufbau eines individuellen Schutzes bei allgemeiner Gefährdung (z. B. Tetanus)
- Eindämmung bzw. Ausrottung einer Infektionskrankheit
- Wirksamkeit eines Impfstoffs
- Verträglichkeit und Komplikationsrate eines Impfstoffes, vor allem im Vergleich zur betreffenden Krankheit
- Vergleich zwischen Impfkomplikationen und Krankheitskomplikationen
- Kosten/Nutzen-Analyse.

Die Impfempfehlungen der STIKO werden dann in der Regel von den Bundesländern übernommen. Die Länder haben das Recht, öffentliche Impfempfehlungen auszusprechen.

Akzeptanz von Impfungen

Seit der Einführung der ersten Impfung (Jenner 1796) gibt es Diskussionen unter Laien und Ärzten über Sinn und Notwendigkeit der verschiedenen Impfungen. Prophylaktische Maßnahmen haben einen anderen Stellenwert als ärztliche Intervention im Akutfall.

Die Akzeptanz von Impfungen hängt von verschiedenen Faktoren ab:

- Alter: Die Durchimpfungsraten sind bei Kindern relativ hoch und fallen mit zunehmendem Alter.
- Sozialstatus: Bei sehr niedrigem Sozialstatus werden nicht alle Kinder von Impfprogrammen erreicht, weil z. B. die Teilnahme an Vorsorgeuntersuchungen etc. schlechter ist. Bei sehr hohem Sozialstatus sinkt dagegen die *Impfakzeptanz* (hohes Interesse an alternativmedizinischen Theorien).
- Bildungsniveau: Je höher der Ausbildungsstand von Eltern bzw. Impfkandidaten, desto geringer ist die Akzeptanz von Impfungen.

Ca. 25 % der Bevölkerung Deutschlands haben eine negative Einstellung zu Impfungen, ca. 40 % sind indifferent, und nur etwas mehr als 33 % sind Impfungen gegenüber prinzipiell positiv eingestellt. Selbst Ärzte stehen nicht immer hinter den Impfempfehlungen.

Um die **Impf-Motivation** zu verbessern, hilft nur geduldige und sachliche Aufklärung (☞ Kap. Diskussion mit Impfgegnern, S. 160). Dabei können die folgenden Punkte angesprochen werden:

- Die Erkrankung muß als gefährlich angesehen werden („Kinderkrankheiten" gelten z. B. bei vielen als harmlos, Komplikationen sind meist nicht bekannt oder werden nicht wahrgenommen).
- Ein Erkrankungsrisiko muß tatsächlich bestehen und dargestellt werden.
- Das Fehlen einer wirksamen Therapie im Akutfall muß erläutert werden.
- **Mangelhafte Kenntnisse über Entstehen und Verlauf von Infektionskrankheiten sind das größte Impfhindernis**.

Strategien

10 Vorschläge aus dem Robert-Koch-Institut zur Verbesserung der Impfbereitschaft

(modifiziert aus dem epidemiologischen Bulletin 28/98):

1. Nationaler Konsens und konzertierte Aktion auf Bundes-, Länder- und kommunaler Ebene zu Aufgaben und Zielen von Impfungen.
2. Verbesserung der epidemiologischen Datenlage.
3. Überwindung infrastruktureller Hindernisse.
4. Materielle Anreize, günstigere Abrechnungsmodalitäten und bessere Impfstoff-Kostenregelungen.
5. Intensivierung der impfspezifischen Aus- und Weiterbildung der Ärzte.
6. Impfberatung und Impfungen sollten ein fester Bestandteil der Arzt-Patienten-Beziehung sein.
7. Betriebs- und gewerbeärztliche Dienste sollten sich aktiv um das Schließen von Impflücken im Erwachsenenalter kümmern.
8. Es sollten verstärkt zusätzliche Multiplikatoren gewonnen werden.
9. Verbesserung der Impfmotivation der Allgemeinbevölkerung durch Massenkommunikation und Aktionstage.
10. Die Impfprogramme müssen durch eine adäquate Öffentlichkeitsarbeit begleitet werden.

Unter passiver Immunisierung versteht man die parenterale Gabe von spezifischen Immunglobulinen, um Toxine oder Erreger zu neutralisieren. Eine passive Immunisierung wird dann vorgenommen, wenn die Gefahr einer Schädigung besteht, kein sicherer immunologischer Schutz vorhanden ist und keine Zeit bleibt, einen solchen aufzubauen. Es handelt sich also in der Regel um eine prophylaktische Maßnahme.

Die zugeführten Antikörper entfalten sehr schnell ihre Wirkung (bei i.m. Gabe Maximum nach 2–3 Tagen, bei i.v. Gabe sofort). Die Schutzdauer ist sehr unterschiedlich und vor allem von der Menge der zugeführten Antikörper und der Art des Antigens abhängig. Sie beträgt meist ca. 3 Monate (Halbwertszeit der Antikörper 21–28 Tage).

- Die passive Immunisierung ist vergleichbar mit der „**Leihimmunität**" des Neugeborenen durch diaplazentar übertragene mütterliche Antikörper. Hier besteht ein relativ sicherer, ca. 6 Monate anhaltender Schutz gegen Viruserkrankungen, aber z.B. keine Immunität gegen Toxine (z.B. Pertussistoxin) und bakterielle Erreger.

Anforderungen an spezifische Immunglobuline

- Hoher Titer spezifischer IgG-Moleküle, die durch den Herstellungsprozeß in ihrer Aktivität nicht beeinträchtigt sein dürfen und in ihrem Verteilungsmuster möglichst der natürlichen IgG-Subklassen-Verteilung entsprechen sollen.
- Virussicherheit.
- Möglichst niedriger Gehalt anderer Immunglobuline.
- Verträglichkeit auch bei hoher Dosis.

Neben den klassischen spezifischen **Indikationen** (☞ Tab. 1) kann bei weiteren klinischen Situationen die Gabe von Immunglobulinen indiziert sein:

- Antikörpermangelsituationen, z.B. bei angeborenen Immundefekten oder bei HIV.
- Passagere Immundefizienz, z.B. bei Verbrennungen, schweren Infektionen etc.
- Autoimmunerkrankungen wie idiopathische Thrombozytopenie (ITP) aber auch Kawasaki-Syndrom.

Tab. 1: Übersicht passive Immunisierung

Indikation	Präparat	Verweis
CMV	Cytotect®	☞ S. 5
FSME	Encegam® FSME-Bulin S®	☞ S. 12
Hepatitis A	Standard-Immunglobulin	☞ S. 22
Hepatitis B	Hepatect® Hepatitis-B-Immunglobulin®	☞ S. 26
Masern	Standard-Immunglobulin	☞ S. 38
Rhesus-pos. Blutkontakt	Partobulin s® Rhesogam®	
Röteln	Röteln-Immunglobulin®	☞ S. 56 f.
Tetanus	Tetagam N® Tetanobulin®	☞ S. 59
Tollwut	Berirab®	☞ S. 63
Varizellen	Varicellon® Varitect®	☞ S. 75

Grundprinzipien für Impfabstände

Die in den Impftabellen (Tab. 2) angegebenen **Impfabstände** sollen **nicht unterschritten** werden. Vor allem der Abstand zwischen der vorletzten und letzten Impfung der Grundimmunisierung sollte ausreichend lang sein, um eine gute und dauerhafte Immunogenese zu erreichen.

- Es gibt keine unzulässig großen Abstände zwischen Impfungen. Jede Impfung gilt. Auch eine für viele Jahre unterbrochene Grundimmunisierung muß nicht neu begonnen werden (STIKO 3/97).
- Impfungen mit Lebendimpfstoffen unterschiedlicher Art werden entweder gleichzeitig oder im Abstand von mindestens 4 Wochen vorgenommen. Eine Impfung mit Lebendimpfstoff führt wie eine Infektion zu einer Immunantwort, die gleichzeitige immunologische Reaktion auf andere Infektionen oder Impfungen blockiert. Daher sind Impfungen mit Lebendimpfstoff z. B. in wöchentlichem Abstand sinnlos; die zweite Impfung wird dann erfolglos sein.
- Vor Impfungen mit Lebendimpfstoff sind Impfungen mit Tot-, Toxoid-, Konjugat-Impfstoffen ohne Einhaltung von Abständen möglich.
- Nach Gammaglobulin mindestens 3 Monate Abstand bis zu einer Impfung mit Lebendimpfstoff, bei sehr hoher Dosierung auch länger.
- Impfungen während der Inkubationszeit (z. B. Mumps, Hepatitis B) müssen möglichst schnell nach Erregerkontakt erfolgen, um noch wirksam zu sein.
- Nach Infekten ist eine Karenz zur nächsten Impfung mit Lebendimpfstoff von 4 Wochen einzuhalten (bei banalen Infekten 2 Wochen, nach Masern möglichst 3 Monate). Sonst besteht das Risiko, daß die Impfung keinen Effekt hat. Eine versehentliche Impfung stellt allerdings keine Gefahr dar.
- Geringfügige Infekte ohne fieberhafte Allgemeinreaktion stellen keine Kontraindikation für Impfungen dar (☞ Kap. Sonderfälle, Infektionen, S. 191).

Tab. 2: Impfabstände

1. Impf. → / 2. Impf. ↓	Cholera	Diphtherie	FSME	Gelbfieber	Grippe	HiB	HAV	HBV	Masern	Meningokokken
Cholera	-	0	0	0	0	0	0	0	0	0
Diphtherie	0	-	0	0	0	0/K+	0	0/K	0	0
FSME	0	0	-	0	0	0	0	0	0	0
Gelbfieber	0	0	0	-	0	0	0	0	4 Wo	0
Grippe	0	0	0	0	-	0	0	0	0	0
HiB	0	0/K+	0	0	0	-	0	0/K	0	0
HAV	0	0	0	0	0	0	-	0/K+	0	0
HBV	0	0/K	0	0	0	0/K	0/K+	-	0	0
Masern	0	0	0	2 Wo	0	0	0	0	-	0
Meningokokken	0	0	0	0	0	0	0	0	0	-
Mumps	0	0	0	2 Wo	0	0	0	0	4 Wo/ K+!	0
Pertussis	0	0/K+	0	0	0	0/K+	0	0/K	0	0
Pneumokokken	0	0	0	0	0	0	0	0	0	0
Polio IPV	0	0/K+	0	0	0	0/K+	0	0/K	0	0
Röteln	0	0	0	2 Wo	0	0	0	0	4 Wo/ K+!	0
Tetanus	0	0/K+	0	0	0	0/K+	0	0/K	0	0
Tollwut[1]	0	0	0	0	0	0	0	0	0	0
Tb	0	0	0	2 Wo	0	0	0	0	4 Wo	0
Typhus oral	0	0	0	0	0	0	0	0	0	0
Varizella	0	0	0	2 Wo	0	0	0	0	4 Wo/ (K)	0

1. Impf. → / 2. Impf. ↓	Mumps	Pertussis	Pneumokokken	Polio IPV	Röteln	Tetanus	Tollwut	Tb	Typhus oral	Varizella
Cholera	0	0	0	0	0	0	0	0	0	0
Diphtherie	0	0/K+	0	0/K+	0	0/K+	0	0	0	0
FSME	0	0	0	0	0	0	0	0	0	0
Gelbfieber	4 Wo	0	0	0	4 Wo	0	0	4 Wo	0	4 Wo
Grippe	0	0	0	0	0	0	0	0	0	0
HiB	0	0/K+	0	0/K+	0	0/K+	0	0	0	0
HAV	0	0	0	0	0	0	0	0	0	0
HBV	0	0/K	0	0/K	0	0/K	0	0	0	0
Masern	4 Wo/ K+!	0	0	0	4 Wo/ K+!	0	0	4 Wo[2]	0	4 Wo
Meningokokken	0	0	0	0	0	0	0	0	0	0
Mumps	-	0	0	0	4 Wo/ K+!	0	0	4 Wo	0	4 Wo
Pertussis	0	-	0	0/K+	0	0/K+	0	0	0	0
Pneumokokken	0	0	-	0	0	0	0	0	0	0

Impfabstände und -kombinationen

1. Impf. → 2. Impf. ↓	Mumps	Per- tussis	Pneumo- kokken	Polio IPV	Röteln	Tetanus	Tollwut	Tb	Typhus oral	Vari- zella
Polio IPV	0	0/K⁺	0	–	0	0/K⁺	0	0	0	0
Röteln	4 Wo/ K⁺!	0	0	0	–	0	0	4 Wo	0	4 Wo
Tetanus	0	0/K⁺	0	0/K⁺	0	–	0	0	0	0
Tollwut	0	0	0	0	0	0	–	0	0	0
Tb	4 Wo	0	0	4 Wo	0	0	0	–	0	4 Wo
Typhus oral	0	0	0	0	0	0	0	0	–	0
Varizella	4 Wo/ (K)	0	0	4 Wo	0	0	4 Wo	0	–

0	kein oder beliebiger Abstand zwischen Einzelimpfungen.
0/K	kein oder beliebiger Abstand zwischen Einzelimpfungen, Kombinationsimpfstoff nicht vorhanden, jedoch Kombination von **Einzelimpfungen** sinnvoll und bei Erstimmunisierung vorgeschlagen.
0/K⁺	kein oder beliebiger Abstand zwischen Einzelimpfungen, Kombinationsimpfstoff ist vorhanden, sinnvoll und bei Erstimmunisierung vorgeschlagen.
4 Wo/K⁺!	bei Einzelimpfung 4 Wochen Abstand oder Kombinationsimpfstoff einsetzen!
4 Wo/(K)	bei Einzelimpfung 4 Wochen Abstand, Kombination von Einzelimpfungen zum gleichen Zeitpunkt möglich.

[1] Bei „alten", d. h. auf Hirngewebe gezüchteten Tollwutimpfstoffen, die im Ausland teilweise noch gebräuchlich sind, Abstand zu anderen Impfungen 6 Wochen!

[2] Abstand eher länger (mehr als 3 Monate), da Ausbreitung von noch lebensfähigen BCG-Keimen theoretisch möglich.

[3] Orale Polio-Impfung ist frühestens 3 Tage nach dem Schlucken der letzten Typhoral-Kapsel möglich!

Impfkombinationen

Bei der Grundimmunisierung (weniger bei Auffrischimpfungen) besteht eine gleichzeitige Indikation für mehrere Impfungen. Daher ist es nur folgerichtig, wenn Kombinationsimpfstoffe entwickelt und verwendet werden. Vorteile der Kombinationsimpfstoffe sind:

- weniger Injektionen
- weniger Impftermine
- dadurch bessere Akzeptanz und
- bessere Impfraten
- geringere Zufuhr von Begleitstoffen und dadurch reduzierte Nebenwirkungen und Allergien
- Kostenreduktion (ärztliche Kosten und Materialkosten fallen seltener an) und weniger Abfall
- einfachere Vorratshaltung in der Praxis.

Nachteilig wirkt sich aus, daß die Entwicklung von Impfstoffkombinationen zeitaufwendig und teuer ist, denn auch gut geprüfte Ein-

Abstände und -kombinationen

zelimpfstoffe können nicht einfach kombiniert werden. Eine Immunogenitätsprüfung gegen jede einzelne Komponente ist nötig.

Einige Impfstoffe sind in Kombinationen problematisch: HiB zeigt bei Kombination mit DTPa-IPV oder DTPa-HBV, evtl. auch anderen Kombinationen eine verminderte Immunogenität. Kombinationsimpfstoffe werden daher meist mit lyophilisierter HiB-Komponente ausgeliefert, und die Auflösung erfolgt erst unmittelbar vor der Injektion, so daß keine wesentliche Interaktion vorkommen kann. Bei HiB-HBV kommt dieses Problem nicht vor.

In der Summe muß man feststellen, daß Kombinationsimpfstoffe bei richtiger Anwendung genauso gut wirksam sind wie die Einzelkomponenten, so daß die Vorteile der Kombination eindeutig überwiegen.

Grundprinzipien

Bei Kombinationsimpfstoffen werden verschiedene Lebendimpfstoffe oder Tot- bzw. Toxoid-Impfstoffe miteinander kombiniert.

- Die Einzelkomponenten sind so dosiert, daß derselbe Schutz erreicht wird wie bei einzelnen Impfungen.
- Bei der Grundimmunisierung sind Kombinationsimpfstoffe vorzuziehen.
- **Cave: Keine selbst hergestellten Kombinationen verwenden!** Impfstoffe dürfen grundsätzlich nicht in einer Spritze gemischt werden, auch wenn eine solche Kombination als Fertigimpfstoff verfügbar ist. Es dürfen nur handelsübliche Kombinationsimpfstoffe verwendet werden. Existieren nur Einzelimpfstoffe, müssen diese an verschiedenen Injektionsorten appliziert werden (z. B. DTPa-HIB links, Hepatitis B rechts).

Kombinationsimpfstoffe

☞ Tabelle 3. Detaillierte Übersicht mit Inhalts-, Zusatzstoffen, Preisen und Beurteilungen ☞ S. 100 f.

Tab. 3: Kurzübersicht Kombinationsimpfstoffe

Kombination	Abkürzung	Impfstoffe	Hersteller
Diphtherie + Tetanus (Kinder)	DT	DT-Impfstoff Behring® für Kinder	Chiron Behring
		DT-Impfstoff Mérieux® für Kinder	Pasteur Mérieux MSD

Impfabstände und -kombinationen

Kombination	Abkürzung	Impfstoffe	Hersteller
Diphtherie + Tetanus (Erwachsene)	Td	Td-pur®	Chiron Behring
		Td-Impfstoff Mérieux®	Pasteur Mérieux MSD
		Td-Rix®	SmithKline Beecham
		Td-Vaccinol®	Procter & Gamble
Diphtherie + Tetanus + Polio (IPV)	DTPolio	Revaxis®	Pasteur Mérieux MSD
Diphtherie + Pertussis + Tetanus	DPT bzw. DTPa	Acel-Imune®	Lederle
		Boostrix®	SmithKline Beecham
		DPT Mérieux®	Pasteur Mérieux MSD
Diphtherie + Tetanus + Pertussis (azellulär)	DTPa	Infanrix DTPa®	SmithKline Beecham
Diphtherie + Tetanus + Pertussis + HiB + Polio	DPT/Hib/ Polio	Infanrix-IPV+HiB® Pentavac®	SmithKline Beecham Pasteur Mérieux MSD
Diphtherie + Tetanus + Pertussis + Polio	DPT/Polio	Tetravac®	Pasteur Mérieux MSD
		Quatro-Virelon	Chiron Behring
Diphtherie + Tetanus + Pertussis (azellulär) + HiB	DTPa/HiB	Infanrix DTPa-Hib®	SmithKline Beecham
HiB/Hepatitis B	HiB/HB	Procomvax®	Chiron Behring
Masern + Mumps + Röteln	MMR	MMR Triplovax®	Pasteur Mérieux MSD
		M-M-Rvax® Priorix®	Chiron Behring SmithKline Beecham
Masern + Mumps	MM	M-Mvax®	Chiron Behring
		MM-Diplovax®	Pasteur Mérieux MSD
Hepatits A + B	HA/HB	Twinrix® Erwachsene	SmithKline Beecham
		Twinrix® Kinder	SmithKline Beecham

Weitere Kombinationen in Vorbereitung:
Di – Te – aP – HiB – IPV – HepB
Masern – Mumps – Röteln – Varizellen

Impfort

Grundsätzlich alle injizierbaren Impfungen in die Pars medialis des M. deltoideus des nicht-dominanten Armes applizieren. Müssen mehrere Injektionen gleichzeitig durchgeführt werden, beide Seiten einbeziehen. Ersatzweise (bei Kindern, geringe Muskelmasse) M. vastus lateralis des Oberschenkels. Nur ausnahmsweise M. glutaeus benutzen (häufig versehentlich subkutane Verabreichung, schlechte Resorption).

Folgende Impfungen sollten unbedingt in die Regio deltoidea (ersatzweise M. vastus lateralis) gegeben werden (besserer Impferfolg als glutäal):

- Hepatitis B und A
- Tollwut
- FSME.

Injektion

- Vor Öffnen Ampulle oder Fertigspritze gut schütteln (Resuspendierung von Adsorbatimpfstoffen) bzw. Lyophilisat auflösen.
- Impfstoff mit dicker Kanüle (Gr. 1, gelb) aufziehen.
- Aus Spritze Luft entfernen, erst dann (frische!) Impfkanüle aufsetzen.
- Empfohlene Kanülen: Generell Gr. 17 (0,55 × 25 mm, lila). Nur bei sehr übergewichtigen Personen Gr. 2 (0,8 × 40 mm, grün). Für Kinder unter 2 Jahren und Frauen unter 60 kg Körpergewicht Gr. 18 (0,45 × 23 mm, braun).
- Spritze kurz anwärmen (dem Patienten in die Hand geben).
- Impfstelle desinfizieren, Desinfektionsmittel trocknen lassen (30 sec).
- Kanüle muß außen vollständig trocken sein (benetzender Impfstoff führt im Stichkanal zu vermehrter schmerzhafter Reaktion bis hin zu Granulomen!).
- Langsame Injektion.

Nach Entfernung der Kanüle gut komprimieren (kein Rücklauf von Impfstoff in den Stichkanal), Pflaster.

Eigene Unterlagen

Folgende Punkte der Impfberatung sollten in der Patientenkartei dokumentiert werden:

- Impfstatus (welche Grundimmunisierungen abgeschlossen, wo unvollständig, Lücken).
- Anamnese: akute und chronische Erkrankungen, derzeitige Medikamente, Allergien (Reaktionen auf Impfungen oder auf Inhaltsstoffe, z. B. Neomycin, Formaldehyd, Hühnereiweiß). Geplante Reisen, Operationen, größere körperliche Anstrengungen.
- Aufklärung: Unbedingt Risiken und Impfkomplikationen erwähnen (☞ Aufklärungspflicht, S. 147, 153). Bei Verwendung eines vorgedruckten Merkblatts genügt der Verweis darauf.
- Ergebnis der kurzen Untersuchung.
- Verwendeter Impfstoff, Chargen-Bezeichnung oder Klebeetikett von Impfstoffampulle.
- Falls zutreffend: Impfungen, die der Patient abgelehnt hat.

Impfbuch des Patienten

- Art der Impfung (intern. verständliche Kürzel benutzen: z. B. HA für Hepatitis A, P für Pertussis, Po für Polio).
- Datum.
- Impfstoff, Dosis und Chargen-Bezeichnung (die meisten Impfstoffhersteller liefern Aufkleber mit).
- Unterschrift und Stempel.
- Mit Bleistift: Termine der nächsten erforderlichen Impfung(en).

Tips & Fehlerquellen

- Aus haftungsrechtlichen Gründen sollten nicht dokumentierte, von anderen Ärzten durchgeführte Impfungen im Impfbuch nicht derart nachgetragen werden, als wären sie selbst verabreicht worden (also nicht mit Stempel und Unterschrift). Liegen ältere Dokumente oder Impfkärtchen (meist von Krankenhausambulanzen) vor, können Zeitpunkt und Art der Impfung im Impfbuch vermerkt werden (Vermerk: „gemäß vorliegender Impfbescheinigung").

- Werden vorgeschlagene Impfungen vom Patienten abgelehnt, dies ebenfalls mit dessen Begründung in der eigenen Kartei vermerken. Bei Ablehnung wesentlicher Impfungen ein kurzes Aufklärungsprotokoll vom Patienten unterzeichnen lassen. Vorschlag: „Ich lehne die mir vorgeschlagene . . . .-Impfung ab. Über die aus der Nichtdurchführung erwachsenden Risiken bin ich aufgeklärt worden. Meine Fragen wurden in zufriedenstellender Weise beantwortet." (Datum, Unterschrift).

- Eingehende, den geltenden rechtlichen Vorschriften genügende Aufklärungsblätter zu den einzelnen Impfungen sind erhältlich vom Deutschen Grünen Kreuz, Schuhmarkt 4, D-35037 Marburg, Fax 06421/22910

- Bei der Anamnese immer nach dem häuslichen Umfeld und dem Gesundheitszustand von Mitgliedern der Wohngemeinschaft fragen. Bei Vorliegen von *Immunmangelerkrankungen* können sich zumindest theoretisch Probleme bei Verwendung von Lebendimpfstoffen durch eine Infektion mit Impfkeimen ergeben (nur bei Polio oral tatsächlich vorgekommen).

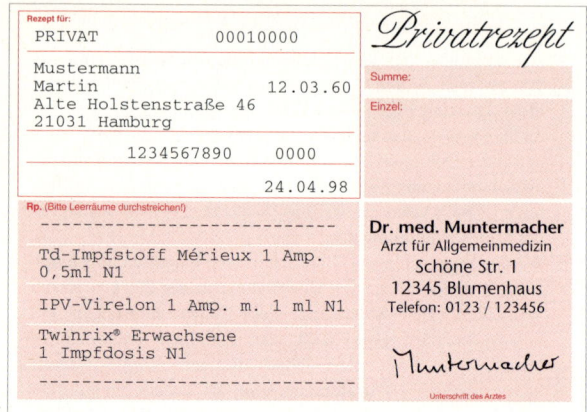

Abb. 5: Impfstoffverordnung auf Privatrezept.

Bezug

Gemäß Apothekengesetz müssen seit 17.8.1994 Impfstoffe immer über eine Apotheke bezogen werden. Eine Abgabe direkt vom Hersteller ist nicht mehr möglich.

Allerdings sind **Bestellungen** beim Hersteller möglich, welcher dann an die vom Bezieher gewünschte Apotheke ausliefert.

Verordnung

Privatversicherte: Sie erhalten ein normales Rezept (☞ Abb. 5) über den Impfstoff. Dieser wird entweder vom Patienten selbst zur Impfung mitgebracht oder durch die Apotheke unmittelbar in die Arztpraxis geliefert (sicherere Einhaltung der Kühlkette!).

In der Praxis hat sich die Bevorratung einiger (weniger) Dosen gebräuchlicher Impfstoffe (Tetanus, Td, Polio, FSME, Immunglobulin, Hepatitis A und B) für Privatpatienten bewährt, um fällige Impfungen sofort durchführen zu können. Der Patient erhält danach sein Rezept zur Bestellung und Bezahlung in der Apotheke, welche den Impfstoff direkt an die Praxis liefert, um den Vorrat wieder aufzufüllen.

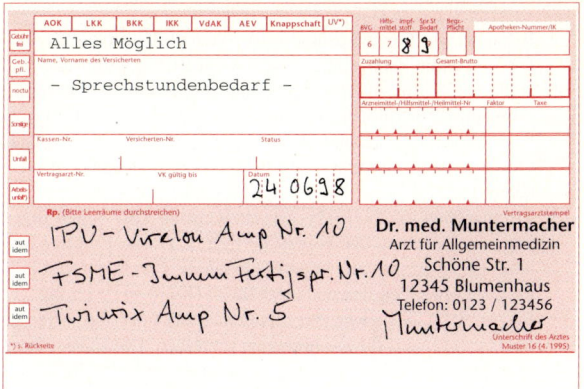

Abb. 6: Impfstoffverordnung auf Kassenrezept.

Gesetzlich Versicherte:

- Benutzung des Rezeptvordrucks Muster 16 (☞ Abb. 6).
- Verordnung von **aktiven** Impfstoffen immer (auch im Einzelfall) als Sprechstundenbedarf und nicht auf den Namen des Patienten.
- Kennzeichnung der Felder 8 („Impfstoff") und 9 („Sprechstundenbedarf").
- Auf dem Rezept **nur** Impfstoffe verordnen (also keine „Mischrezepte" mit anderem Sprechstundenbedarf).
- Bei häufig benötigten Impfstoffen auf wirtschaftliche Verordnungsweise (Großpackungen) achten, sonst Möglichkeit der Regreßforderung von Seiten der Kassen.
- Verordnung immer zu Lasten der für den Sprechstundenbedarf zuständigen Kasse (meist nächstliegende Bezirksdirektion der AOK).
- Impfstoffe für **passive** Impfungen (z. B. Tollwut-Immunglobulin) werden einzeln und auf Namen des Patienten verordnet (Feld 8 markieren, da zuzahlungsfrei).

Bezug und Verordnung von Impfstoffen

Tips & Tricks

- Bei gewissen Sonderkostenträgern (Sozialhilfestellen, Asylämter, Polizeidirektionen, Feuerwehr) werden die Impfstoffe entweder auf Einzelrezept mit Namensnennung (Markierung „Impfstoff") verordnet oder auf eigene Kosten von der Praxis beschafft und die Auslagen auf der KV-Abrechnung als Sachkosten geltend gemacht. Vorschriften der zuständigen KV beachten!
- Mit manchen Apotheken lassen sich günstige Abkommen zu Bezug und Lieferung der Impfstoffe treffen. Davon profitieren finanziell die Kassen und organisatorisch die Praxis, sofern Lieferung schnell, pünktlich und zuverlässig (Kühlkette!) erfolgt.
- Es empfiehlt sich **nicht**, Privatpatienten die Impfstoffkosten als Sachauslagen auf die Rechnung zu schreiben: Die spätere Trennung der Sachkosten von den Honorarkosten ist praktisch unmöglich; der Auslagebetrag müßte also wie Honorar versteuert werden!

Abrechnung

Privatversicherte:

- Jede aktive Schutzimpfung durch Injektion (s.c. oder i.m.): Ziff. 1 (Beratung) und Ziff. 375 (Impfung).
- Schluckimpfung: **nur** Ziff. 376 (Beratung im Leistungsumfang enthalten).
- Bei multiplen Impfungen durch Injektion (z.B. Td plus Hepatitis plus Typhus) Ziff. 375 und 377 (ggf. Mehrfachansatz).
- Bei zeitlich aufwendiger Impfberatung (Auslandsreisen, intensive Beratung von Impfskeptikern) Faktorsteigerung bei Ziff. 1 (Begründung z.B. außergewöhnlicher Zeitaufwand).
- Im Verletzungsfall kann für Tetanus- und Tetanusimmunglobulin-Gabe jeweils Ziff. 252 angesetzt werden oder Ziff. 378 (nicht mit Ziff. 1 oder 2 kombinierbar).

Ersatzkassen (E-GO):

- Für jede Impfung Ziff. 8900.
- Bei Verwendung von Kombinationsimpfstoffen (Td, DPT, MMR usw.) kann Ziff. 8900 nur **einmal** angesetzt werden.

- Da keine Impfung ohne ärztliche Beratung stattfindet, immer auch Ziff. 2 in Abrechnung bringen.
- Gleichzeitige Abrechnung der Ziff. 1 nur möglich, wenn beim gleichen Termin auch kurative Leistungen erbracht wurden, die mit der Impfung nicht in Zusammenhang stehen (z. B. Beratung wegen Hypertonie).
- Im Verletzungsfall ist die Tetanus- und Tetanusimmunglobulin-Gabe Bestandteil der Ziff. 1 bzw. 2. Wird gleichzeitig jedoch auch gegen Diphtherie aufgefrischt, kann eine Impfziffer abgerechnet werden (!).

Primärkassen (EBM):

- Der Gebührenordnung entnehmen (Ziffern weichen in den unterschiedlichen KV-Bereichen voneinander ab).
- Auf Sonderregelungen bei Mehrfachimpfungen achten.
- Abrechnung der Ziffern 1 oder 2 s. Ersatzkassen.
- Verletzungsfall: s. Ersatzkassen.

Abrechnungsausschlüsse

Privatversicherte:

- Ziff. 1 nicht neben Ziff. 376, sonst keine Abrechnungsausschlüsse.

Primär- und Ersatzkassen:

- Keine Erstattung von Impfungen anläßlich einer privaten Auslandsreise.
- Bei beruflich indizierten Impfungen (z. B. Hepatitis A bei Arbeitern in lebensmittelverarbeitenden Betrieben, Hepatitis B bei Pflege- oder ärztlichem Personal) ist der Arbeitgeber kostenpflichtig.

Sonderkostenträger:

- Asylbewerber haben grundsätzlich Anspruch auf alle erforderlichen und gemäß STIKO empfohlenen Impfungen; insbesondere wenn keine abgeschlossene Grundimmunisierung vorliegt. Der Impfstatus sollte besonders sorgfältig kontrolliert werden.

Transport

Für folgende Lebendimpfstoffe muß eine lückenlose Kühlkette eingehalten werden:

- Typhus oral
- Varizellen
- Masern
- Mumps
- Röteln
- Gelbfieber.

Eine kurzzeitige Überschreitung der Temperatur von +8 °C schadet den übrigen Impfstoffen nicht. Längerfristige Erwärmung (mehr als eine Stunde über +15 °C) führt jedoch zu Inaktivierung.

Lagerung

Alle Impfstoffe müssen bei +2 °C bis +8 °C gelagert werden.

- Möglichst separater Impfstoff-Kühlschrank.
- Je nach Einstellung der Kühlleistung Lagerung im mittleren Drittel oder im „Gemüsefach" (s. Abb. 7).
- Nie im Eisfach oder an Kühlschrankhinterwand lagern (Gefahr des Einfrierens).
- Tür so selten wie möglich öffnen.
- Kühlschrank-Thermometer mit Minimal-Maximal-Temperaturanzeige, möglichst mit Alarm bei Über- oder Unterschreitung.
- Bei Nichteinhaltung der Lagertemperaturen ist die Wirksamkeit des Impfstoffs fraglich; betroffene Packungen sollten verworfen werden.

Tips und Tricks

- Niemals Lagerung in der Kühlschranktür (zu warm)!
- Impfstoffpackungen mit etwas Abstand lagern, um Luftzirkulation zu ermöglichen.
- Gute Thermometer sind im Elektronikhandel für wenig Geld erhältlich.

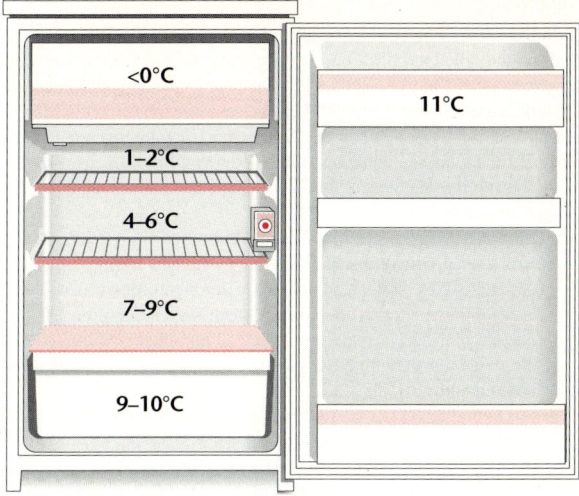

Abb. 7: Temperaturzonen im Kühlschrank. Abweichungen je nach Reglereinstellung und Typ des Kühlschranks möglich. Daher Temperaturmessung und -kontrolle immer notwendig. Impfstoffe müssen bei +2 °C bis +8 °C gelagert werden.

- Ist kein separater Impfstoff-Kühlschrank möglich, zusätzlich isolierte und mit Kühlakkus ausgestattete Kiste im unteren Kühlschrankdrittel. Temperatur mittels Thermometer vor Beschickung mit Impfstoffen austesten.
- Möglich sind auch elektrisch betriebene Camping-Kühlboxen (12-V-Betrieb) wie für den Gebrauch im Auto angeboten. **Cave:** schlechte Regulierbarkeit.
- Keine Bevorratung größerer Impfstoffmengen (Stromausfall, Kühlschrankversagen, versehentlich offen gelassene Tür).
- Adsorbatimpfstoffe sind nach versehentlichem Einfrieren nicht mehr verwendbar (Verklumpung).

Allgemeines

In Deutschland gibt es keine allgemeine Impfpflicht. Die Entscheidung über die Durchführung von Impfungen ist dem Einzelnen anheimgestellt. Damit sollte die Inititiave zur Impfung prinzipiell vom Impfling ausgehen. Dennoch besteht eine ethische (rechtlich nicht einklagbare) Verpflichtung des Arztes, den Impfstatus seiner Patienten zu erfragen, sie über Sinn und Nutzen von Impfungen aufzuklären und zu ihrem eigenen Schutz wie auch der Anderer zum Impfen zu motivieren.

- Impfungen sollen grundsätzlich in Umfang und zeitlichem Ablauf gemäß den Empfehlungen der Ständigen Impfkommission der Deutschen Ärzteschaft (STIKO) durchgeführt werden. Diese Empfehlungen legen gleichzeitig fest, welche Impfungen von den Kostenträgern erstattet und welche nur unter bestimmten Bedingungen (sogenannte Indikationsimpfungen, z. B. Pneumokokken) erstattungsfähig sind.
- Die aktuellen STIKO-Empfehlungen sind erhältlich vom Robert-Koch-Institut, Stresemannstr. 90–102, 10963 Berlin. Fax: 030/4547-3544. Internet: http://www.rki.de.
- Impfungen aus Anlaß von Urlaubsreisen oder aus rein beruflichen Gründen werden von den gesetzlichen Krankenversicherern nicht erstattet, sondern gehen entweder zu Lasten des Versicherten oder dessen Arbeitgebers.

Wer darf impfen?

Jeder voll approbierte Arzt ist zur Durchführung von Impfungen berechtigt. Ausnahme: Gelbfieber-Impfung (ausschließlich durch die staatlich autorisierten Impfstellen; Adressen und Impftermine beim zuständigen Gesundheitsamt erfragen).

Impfungen zu Lasten der Gesetzlichen Krankenversicherung dürfen nur von Vertragsärzten verabreicht und abgerechnet werden. Der Umfang des Patientenkreises ist jedoch eingeschränkt: So dürfen z. B. Frauenärzte keine Tetanus-Impfungen bei ihren Patientinnen abrechnen, und Kinderärzte dürfen die möglicherweise vorliegenden Impflücken bei den Eltern ihrer kleinen Impflinge nicht schließen, sondern müssen sie zum Hausarzt schicken. Grundsätzlich geht es bei dieser Diskussion um die Frage der Abrechenbarkeit und damit um innerärztliche Verteilungskämpfe. Eine Lockerung dieser restriktiven Bestimmungen steht jedoch an.

Gemäß einer Empfehlung der Bundesärztekammer sollen sich alle Ärztinnen und Ärzte durch die Teilnahme an einem zehnstündigen Impfkurs die Basisqualifikation zur Durchführung von Schutzimpfungen auch über die Fachgrenzen hinaus erwerben können. Diese Regelung ist jedoch bisher noch nicht in Kraft getreten; die Qualifikationskurse werden von einzelnen Ärztekammern jedoch bereits angeboten.

- Es sollte jede Gelegenheit genutzt werden, bestehende Impflücken zu schließen und die Patienten zur Impfung zu motivieren!

Aufklärungspflicht

An die Aufklärung werden bei Impfungen besonders hohe Anforderungen gestellt. Da grundsätzlich nur Gesunde (Ausnahme: postexpositionelle Tollwut-, Tetanus-, HBV-Impfungen und HIV-Infizierte) geimpft werden, müssen Impfgespräche immer ohne Zeitdruck geführt und dem Impfling ausreichend Zeit zur Entscheidungsfindung gegeben werden. Komplikationen und mögliche Impfschäden müssen auch dann erwähnt werden, wenn sie extrem selten auftreten (Beispiel: Guillain-Barré-Syndrom bei FSME- oder Tetanus-Impfung).

- Einschränkungen der Aufklärungsverpflichtung können nur dann gelten, wenn eine Impfung unverzüglich durchgeführt werden muß (postexpositionelle Impfungen, s.o.).

Umfang der Aufklärung:

- Art und Risiken der Erkrankung, gegen die geimpft werden soll, sowie Behandlungsmöglichkeiten.
- Sinn und Wirkungsweise der Impfung, Umfang und Dauer des Impfschutzes.
- Ablauf der Impfung, Angabe der Termine für Auffrischungen.
- Mögliche Impfreaktionen (z.B. Schmerzen am Injektionsort, leichtes Fieber, Gliederschmerzen, Exanthem nach Masern-Impfung).
- Verhalten in den Tagen nach der Impfung.
- Eventuelle Kontraindikationen.

Recht

- Mögliche (auch seltene) Impfkomplikationen und -schäden und Verhalten beim Auftreten derselben.

Die erfolgte Aufklärung muß in den Behandlungsunterlagen dokumentiert werden. Sofern schriftliche Aufklärungsdokumente (selbsterstellte Info-Blätter oder die Merkblätter des Deutschen Grünen Kreuzes) zur Verwendung kommen, kann der Arzt darauf verweisen. Sie ersetzen jedoch nicht das Impfgespräch! Gerade ausführlichere Erläuterungen bei besonders kritischen Patienten sollte der Impfarzt zum eigenen Schutz zusätzlich (stichwortartig) dokumentieren. (Das gleiche gilt für Impfungen mit Impfstoffen, die in anderen Ländern, jedoch nicht in der BRD zugelassen sind; ☞ Kap. Impfreaktionen und Impfkomplikationen, S. 151, 153).

Haftung

Eine **Impfkomplikation** ist eine therapiebedürftige Erkrankung, die nachweislich oder sehr wahrscheinlich durch die Impfung verursacht wurde. Ein **Impfschaden** ist eine bleibende Erkrankung oder Behinderung, die nachweislich oder sehr wahrscheinlich durch die Impfung verursacht wurde (☞ Kap. Impfreaktionen und Impfkomplikationen, S. 150).

- Jede Impfkomplikation und jeder -schaden sowie der dringende Verdacht darauf müssen gemäß Bundes-Seuchen-Gesetz (BSeuchG) § 51 f. dem zuständigen Gesundheitsamt, der Arzneimittelkommission der Deutschen Ärzteschaft und dem zuständigen Versorgungsamt gemeldet werden (formlos).
- Bei anerkannten Impfkomplikationen und -schäden erfolgen Behandlung, Rehabilitation und/oder Berentung auf Kosten des Versorgungsamtes. Schmerzensgeldansprüche bestehen nicht.
- Bei grob fahrlässigem Verhalten seitens des Impfarztes (z. B. i. v. Injektion des Impfstoffes, unterlassene oder lückenhafte Aufklärung) kann dieser schadenersatz- und schmerzensgeldpflichtig gemacht werden.
- Wurde der Schaden verursacht bei Herstellung oder Art des Impfstoffs, tritt der Hersteller im Rahmen der Produkthaftung ein.

Recht

In diesem Kapitel sind **allgemeine** Impfnebenwirkungen und -komplikationen zusammengefaßt. Für einen bestimmten Impfstoff typische Komplikationen sind im entsprechenden Impfkapitel beschrieben. Zu den rechtlichen Fragen vgl. auch ☞ Kap. Rechtliche Grundlagen, S. 146f.

Da Impfungen freiwillige präventive Maßnahmen sind, werden Nebenwirkungen oder Komplikationen besonders ernst genommen. Auch weil Impfungen meist etwas unangenehme Maßnahmen sind, werden sie von vielen Menschen mit Argwohn betrachtet. Hinzu kommt eine sehr verbreitete Anti-Impf-Propaganda. Daher ist es nicht verwunderlich, daß alle möglichen Erkrankungen und Befindlichkeitsstörungen mit Impfungen in Verbindung gebracht werden.

Definitionen

Impfreaktion bzw. Impfnebenwirkung:

- Harmlose Beschwerden durch die normale Immunantwort, relativ häufig (Prozentbereich), ohne Folgen (Beispiel: Lokalreaktion nach Toxoid-Impfung).

Komplikation:

- Vorübergehend: therapiebedürftige Erkrankung durch eine Impfung, relativ selten (Promillebereich oder seltener), ohne Folgen (z.B. Abszeß bei BCG-Impfung).
- Dauerhaft: therapiebedürftige Erkrankung durch eine Impfung mit Spätfolgen, sehr selten (z.B. Osteomyelitis mit Zerstörung der Epiphysenfuge nach BCG oder Impfpoliomyelitis nach OPV).

Stellt sich die Frage nach einer Impfkomplikation, muß zunächst geklärt werden, ob die fragliche Reaktion überhaupt mit einer Impfung in Zusammenhang stehen kann.

- Kausaler Zusammenhang bzw. Symptomatik: typischer oder denkbarer Zusammenhang?
- Sachgerechte Verabreichung eines einwandfreien Impfstoffs oder Fehler bei Impfstoff bzw. Verabreichung?
- Zeitlicher Zusammenhang: Paßt der zeitliche Abstand zu einer Impfreaktion?

Komplikationen

- Typische Zeitabstände:
  Totimpfstoffe: 6–48 Stunden nach Impfung treten praktisch alle relevanten Symptome auf (Lokalsymptome, Fieber etc.).
  Lebendimpfstoffe: je nach Erreger und Art der Reaktion unterschiedlich (Faustregel: bis ca. $\frac{2}{3}$ der Inkubationszeit der entsprechenden Erkrankung).

Was ist ein Impfschaden?

Laut BSeuchG §52 ist ein Impfschaden „ein über das übliche Ausmaß einer Impfreaktion hinausgehender Gesundheitsschaden. Ein Impfschaden liegt auch vor, wenn mit lebenden Erregern geimpft wurde und eine andere als die geimpfte Person durch diese Erreger einen Gesundheitsschaden erleidet."

„Zur Anerkennung eines Gesundheitsschadens als Folge einer Impfung genügt die Wahrscheinlichkeit des ursächlichen Zusammenhangs. Wenn diese Wahrscheinlichkeit nur deshalb nicht gegeben ist, weil über die Ursache des festgestellten Leidens in der medizinischen Wissenschaft Ungewißheit besteht, kann mit Zustimmung der für die Kriegsopferversorgung zuständigen obersten Landesbehörde der Gesundheitsschaden als Folge einer Impfung anerkannt werden."

Umgang mit Impfschäden bzw. -komplikationen

1. Schadensbegrenzung: An erster Stelle steht der medizinisch korrekte Umgang mit Komplikationen. Notwendige oder sinnvolle therapeutische Maßnahmen sofort einleiten, um den Schaden aufzuheben oder zu begrenzen, soweit möglich.

2. Dokumentation: Jede Impfung ist ausreichend zu dokumentieren (Datum, Zeit, Impfstoff, Chargennummer, Dosis).

- Besondere Umstände (Notfallimpfung trotz Infekt, Gründe für Terminabweichungen etc.) sollten stichwortartig dokumentiert sein.
- Bei Indikationsimpfungen ist besonders wichtig, daß das Aufklärungsgespräch dokumentiert ist. Finden sich hier Lücken, hat man als Arzt von vornherein einen schlechten Stand und befindet sich juristisch in der Defensive, denn man muß dann ohne entsprechende Unterlagen sein kunstgerechtes und sorgfältiges Vor-

gehen beweisen. Die Aufklärungs- und Dokumentationspflicht wird von juristischer Seite oft höher bewertet als z. B. ein Kunstfehler durch (einfache) Fahrlässigkeit.

- Sind Komplikationen eingetreten, sollte zusätzlich festgehalten werden: besondere Umstände der Impfung, die daran beteiligten Personen, ggf. Zeugen, ferner auch die ergriffenen Maßnahmen.
- Wenn möglich, sollte Material asserviert werden, vor allem bei Lebendimpfungen. So kann z. B. bei einer Impfenzephalitis der Impferreger mit entsprechender Methodik zweifelsfrei aus dem Liquor identifiziert werden.

3. Aufklärung des Patienten: Die Patienten, bei Kindern die Eltern, sollten über eine eingetretene Impfkomplikation in offener Weise informiert werden. Zurückhalten der Information zerstört Vertrauen! (Die Wahrheit kommt meist sowieso ans Licht.)

4. Information: Prinzipiell Meldepflicht bei Impfkomplikation, Impfschaden sowie Verdacht darauf (☞ Kap. Rechtliche Grundlagen, S. 148). Darüber hinaus frühzeitige Information an Paul-Ehrlich-Institut und Impfstoffhersteller empfohlen. Dies kann helfen, Schäden zu begrenzen und zu einer besseren Beurteilung der Sachlage zu kommen.

5. Juristischer Umgang: Da letztlich die Bundesländer Empfehlungen für den Impfplan aussprechen, sind sie auch für die Regelung von Impfschäden zuständig.

- Bei den empfohlenen Impfungen tritt das jeweilige Bundesland für die Folgen ein, wenn keine grobe Fahrlässigkeit des impfenden Arztes vorliegt. Der Geschädigte muß beim Sozialgericht auf Feststellung eines Impfschadens klagen. Es erfolgt dann eine externe Begutachtung.
- Bei Schäden durch Indikationsimpfungen haftet der impfende Arzt, auch wenn er nicht fahrlässig gehandelt hat und der Impfschaden schicksalhaft eingetreten ist. Um sich diesem Haftungsrisiko nicht auszusetzen, muß man eine entsprechende vorherige Aufklärung über typische Impfrisiken nachweisen.
- Ähnliches gilt, wenn in Deutschland nicht zugelassene Impfstoffe für Routineimpfungen verwendet werden; z. B. Schweizer HDC-Vakzine für die MMR-Impfung bei Ei-Allergie. Dieser Impfstoff

Komplikationen

ist in Deutschland nicht zertifiziert, so daß trotz Impfempfehlung eine solche Impfung ohne gesonderte Aufklärung juristisch rein zu Lasten des impfenden Arztes geht! (Vorschlag für gesonderte Aufklärung und Einverständnisformular ☞ Abb. 8.)

Lokalreaktionen an der Impfstelle

An der Impfstelle können verschiedenartige Reaktionen ablaufen:

- **Fremdkörperreaktionen** auf Adsorbatimpfstoffe vor allem bei versehentlich subkutaner statt intramuskulärer Injektion bzw. bei Rücklauf im Stichkanal sind relativ häufig. Beginn nach ca. einem Tag, Dauer mehrere Tage. Diese Reaktionen sind oft sehr ausgedehnt und schmerzhaft. Ggf. Analgetika und Kühlung, sonst keine Therapie.
- Immunreaktion auf das **Impfantigen**. Dabei bilden sich lokale Immunkomplexe. Meist bei Wiederholungsimpfungen, kaum bei Lebendimpfstoffen. Beginn nach 12–24 Stunden, meist über 1–2 Tage.
- **Kontaktallergie** bzw. subkutan ablaufende Typ-IV-Allergie auf Konservierungsstoffe oder andere Hilfsstoffe ist eher selten, beginnt nach ca. 2 Tagen, dauert ≤ 1 Woche.
- **Allergien** vom verzögerten Typ treten eher lokal als systemisch auf. Sie sind prinzipiell denkbar als Reaktion auf Desinfektionsmittel, Adsorbanzien oder andere Bestandteile des Impfstoffs. Weiteres s. u.
- **Abszesse** durch bakterielle Verunreinigung sind sehr selten.
- **Hautembolien** durch versehentliche Gabe eines Impfstoffes in kleine Arteriolen sind ebenfalls selten. Eine Nekrosenbildung ist kaum zu erwarten.

Tip: Der häufigste Fehler ist die Deutung einer Fremdkörper- oder Immunkomplexreaktion als Abszeß!

Generalisierte Reaktionen

Allgemeinreaktionen auf Impfungen können sehr unterschiedliche Ursachen haben. Die meisten dieser Reaktionen sind harmlos und bedürfen keiner speziellen Therapie. Eine wichtige Unterscheidung ist der Zeitpunkt des Auftretens.

Komplikationen

Dr. med. Muntermacher
Arzt für Allgemeinmedizin
Schöne Str. 1
12345 Blumenhaus
Telefon: 0123 / 123456

Einverständniserklärung und Entbindung von der Haftung im Falle unerwarteter Wirkungen

Ich, der/die Unterzeichnende, möchte mich nach eingehender Beratung mit dem Präparat .... gegen..impfen lassen.

Mein Arzt hat mich über die bekannten Impfreaktionen und möglichen Komplikationen aufgeklärt. Dabei handelt es sich um:

....

....

....

....

Meine Fragen wurden in für mich verständlicher Form und vollständig beantwortet.

Mir ist bekannt, daß der oben genannte Impfstoff zwar in anderen Ländern, aber bisher nicht in Deutschland zugelassen ist. Deshalb entbinde ich meinen behandelnden Arzt ausdrücklich von aller Verantwortung und möglichen Haftungsansprüchen, die aus der Anwendung des Impfstoffs entstehen können, insbesondere aufgrund bisher nicht bekannter Nebenwirkungen oder des noch nicht vollständig bekannten Umfangs und Dauer des Impfschutzes.

Blumenhaus, den.....................

....
(Unterschrift Patient)   *Unterschrift Arzt*

Komplikationen

Abb. 8: Vorschlag für Aufklärung und Einverständnis bei Impfstoffen, die in Deutschland nicht zugelassen sind.

Schnell eintretende Allgemeinreaktionen:

- **Vasovagale Reaktionen** (Kollaps) sind mit Abstand am häufigsten, vor allem bei älteren Kindern, Jugendlichen und Erwachsenen. *Klinik*: Schwindel, Übelkeit, „schwarz vor den Augen" bis zur Bewußtlosigkeit, evtl. RR-Abfall, Tachykardie. $\frac{2}{3}$ dieser Episoden treten innerhalb von 5 min. nach der Impfung auf, 90 % innerhalb von 15 min.

  Oft sind bei anderen medizinischen Maßnahmen, vor allem Blutentnahmen und Injektionen, gleichartige Reaktionen schon anamnestisch bekannt. In solchen Fällen sollte die Injektion im Liegen vorgenommen und ggf. über einige Minuten der Blutdruck gemessen werden. Es empfiehlt sich, in solchen Fällen *vor* der Impfung im Rahmen des Aufklärungsgesprächs eine Überwachungszeit von z. B. 20–30 min. zu vereinbaren.

- **Anaphylaxie:** Innerhalb weniger Minuten bis max. 1 Stunde eintretend. Es handelt sich um eine allergische Reaktion auf ein Impfantigen oder einen anderen Bestandteil eines Impfstoffes. Allergisch ausgelöste Anaphylaxien auf Impfstoffe sind äußerst selten. *Klinik*: Angst, Unruhezustand, Wärmegefühl, generalisierte Urtikaria und/oder Quincke-Ödem, Dyspnoe/Asthma, RR-Abfall und Tachykardie bis zu Herz-/Atemstillstand. Weiteres s. u.

- **Anaphylaktoide Reaktionen:** Klinisch von der allergischen Anaphylaxie nicht zu unterscheiden, daher auch häufig verwechselt. Anaphylaktoide Reaktionen können unspezifisch bedingt sein bzw. auf einer versehentlichen intravasalen Injektion beruhen, und zwar sowohl bei Lebendimpfstoffen (bei MMR eventuell etwas häufiger) als auch bei Tot-/Toxoid-Impfstoffen.

Verzögert eintretende Allgemeinreaktionen:

- **Fieber** kann je nach Art der Impfung in sehr unterschiedlicher Frequenz auftreten. Generell zeigt eine fieberhafte Reaktion nur an, daß es zu einer Immunreaktion gekommen ist. Sehr hohes Fieber wurde nach der Pertussis-Ganzkeimvakzine beobachtet. Bei zu häufiger Impfung mit Toxoid-Impfstoffen kann ebenfalls gehäuft Fieber auftreten. Bei Lebendimpfstoffen kann es nach der „Inkubationszeit" zu meist leichteren Fieberschüben kommen. Bei fieberhaften Reaktionen muß immer daran gedacht werden, daß das Fieber auch eine andere Ursache haben kann, daher ggf. gründliche Anamnese und Untersuchung. Bei Kindern mit Fieberkrämpfen sollte impfungsbedingtes Fieber medikamentös gesenkt werden. Ansonsten ist meist keine Therapie nötig.

- **Exantheme** (Sofortreaktion s. o.): Tritt einige Tage nach Impfung ein Exanthem auf, ist eine allergische Reaktion eher unwahrscheinlich. Bei Masern- und Röteln-Impfung kann ein „physiologisches" Impfexanthem beobachtet werden. Bei allen anderen Impfungen ist eher nach anderen Ursachen zu suchen, z. B. zufällig gleichzeitig ablaufende exanthematische Erkrankungen oder unspezifische (oder allergische) Reaktionen auf Medikamente, Nahrungsmittel etc.

- **Arthritis:** Nach Röteln-Impfung kann besonders bei Erwachsenen eine teils sogar chronisch verlaufende Arthritis ausgelöst werden (5–15 %). Nach Hepatitis-B-Impfungen sind selten Arthritiden beschrieben, nach anderen Impfungen sehr selten, so daß der ursächliche Zusammenhang fraglich ist.

- **Vaskulitis** und **Thrombozytopenie** können in zeitlichem Zusammenhang mit Impfungen auftreten. Am ehesten scheint ein unspezifischer Auslösemechanismus wie auch bei Infektionen vorzuliegen, also nicht eine spezifische Impfkomplikation. Eine exakte Abklärung auch anderer möglicher Ursachen sollte erfolgen.

Allergische und pseudoallergische Reaktionen

Impfstoffe enthalten verschiedene Komponenten, die selten zu allergischen oder pseudoallergischen Reaktionen führen können (☞ Kap. Sonderfälle, S. 178 f.).

Definition:

- Allergie: spezifische IgE-vermittelte Reaktion auf ein definiertes Antigen (vorheriger Kontakt und Sensibilisierung nötig, Typ-I-Allergie).
- Pseudoallergie: unspezifische Aktivierung des Immunsystems mit klinisch ähnlicher Reaktion wie bei Allergie. Kein Vorkontakt notwendig.
- Kontaktallergie: verzögerte zellvermittelte Reaktion auf spezifischen Auslöser (Typ-IV-Reaktion, „Tuberkulintyp").

Komplikationen

Antigene in Impfstoffen:

- **Impfantigen** (eigentlicher Inhaltsstoff): Es sind bisher keine eindeutigen Berichte über allergische Reaktionen auf das eigentliche Impfantigen bekannt. Weder Viren bei Lebendimpfungen noch Toxoide oder inaktivierte Erregerbestandteile lösen Allergien aus. Theoretisch sind zwar Allergien auf jedes Fremdprotein denkbar. Extrem seltene Einzelfälle wurden beschrieben, jedoch nicht exakt genug dokumentiert.

- **Kulturmedien:** Hühnerproteine und Allergie (☞ Kap. Sonderfälle, S. 186). Andere Kulturmedien wie Proteinreste aus Hefezellen (bei gentechnologisch hergestelltem HBV-Impfstoff), Kälberserum, Gelatin aus tierischem Kollagen etc. sind zwar als Allergieauslöser bei entsprechend sensibilisierten Personen denkbar, bei den extrem geringen Mengen mit Ausnahme des Gelatins von geringer Bedeutung.

- **Antibiotika** (Amphotericin B, Framycetin, Kanamycin, Neomycin, Polymyxin B, Streptomycin) sind in einigen Impfstoffen in Spuren enthalten, weil sie in den Kulturmedien vor bakterieller Überwucherung schützen sollen. Wegen der geringen Menge und der Art der verwendeten Antibiotika sind allergische Reaktionen extrem selten. Patienten mit Allergien gegen gängige Antibiotika (Penizilline, Cephalosporine) können in der Regel bedenkenlos geimpft werden.

- **Formaldehyd**, Thiocyanat, Bernsteinsäure spielen keine praktische Rolle, da die Mengen extrem gering sind und sogar den im eigenen Stoffwechsel produzierten Mengen entsprechen.

- **Phenol** könnte theoretisch eine Kontaktallergie auslösen (Cholera- und Pneumokokken-Impfstoff), was aber praktisch nie beobachtet wird.

- **Human-Albumin** und verwandte Substanzen spielen als Allergieauslöser keine Rolle. Anaphylaktoide Reaktionen können bei großen Mengen vorkommen, kaum jedoch bei den in Impfstoffen enthaltenen geringen Spuren.

- **Timerfonat** und andere organische Quecksilberverbindungen können sowohl Sofortreaktionen als auch Kontaktallergien auslösen. Allergien auf diese Bestandteile werden relativ häufig vermutet, lassen sich bei der Austestung dann aber meist nicht bestätigen. Bei exakter i.m. Gabe von Impfstoffen mit diesen Konservierungsmitteln sind allergische Reaktionen extrem selten anzunehmen. Benzalkoniumchlorid und andere Konservierungsstoffe spielen allergologisch keine wesentliche Rolle.

- **Aluminiumhydroxid** und andere Adsorbanzien können keine allergischen Reaktionen auslösen, aber bei unsachgemäßer Injektion eventuell Fremdkörpergranulome.

Zusammenfassung:

- Allergische Reaktionen auf Bestandteile von Impfstoffen sind äußerst selten, wenn man die große Anzahl von Impfdosen berücksichtigt.
- Die meisten als allergisch gedeuteten Reaktionen haben eine andere, nicht immunologisch begründete Ursache.
- Allergietestungen mit Impfstoffen sind problematisch und bei falscher Technik (i.c. Test mit Adsorbatimpfstoffen) von zweifelhafter Aussagekraft.

Neurologische Komplikationen

Krampfanfälle: Krämpfe können besonders bei hochfieberhaften Impfreaktionen auftreten, zumal wenn Fieberkrämpfe vorausgegangen sind. Spezifisch durch bestimmte Impfstoffe ausgelöste Krampfanfälle stellen eine Rarität dar. Treten Krampfanfälle in engem zeitlichen Zusammenhang mit einer Impfung auf, sollte an folgende Möglichkeiten gedacht werden:

- Manifestation einer Epilepsie (Auslösung eines Krampfanfalls durch die Immunreaktion der Impfung).
- Zufälliges Zusammentreffen.
- Neurodegenerative Erkrankungen werden häufig im späteren Säuglingsalter erstmalig anhand der Symptomatik (Entwicklungsstillstand, Rückschritte, neurologische Symptome) festgestellt.
- Hirnfehlbildungen wie z.B. Balkenmangel, Lissenzephalie etc. führen nicht selten im „Impfalter" zu den ersten deutlichen Symptomen.
- Tumoren.

Komplikationen

Enzephalitis: Diese schwere Komplikation wird vor allem nach Impfungen mit Lebendimpfstoff beobachtet. Enzephalitiden durch Impfungen sind sehr selten und in allen Fällen seltener als durch die entsprechenden Erkrankungen.

- Am häufigsten können Enzephalitiden nach *Masern-Impfung* auftreten (weniger als 1:1 Mio).
- Bei der früheren *Pocken-Impfung* war die Häufigkeit mit 0,3– 1:10 000 nennenswert.
- Bei der *Pertussis-Impfung* wurde jahrelang die impfbedingte Enzephalitis falsch zu hoch angegeben. Die meisten anerkannten Impfenzephalitiden durch Pertussis-Impfung hatten bei Nachbegutachtung andere Ursachen (genetische Stoffwechseldefekte bzw. neurodegenerative Erkrankungen, Fehlbildungen, Residualsyndrome nach hirnorganischen Erkrankungen, andere morphologisch eindeutig zuzuordnende Hirnerkrankungen).
- Bei Verdacht auf eine impfbedingte *Enzephalitis* bzw. nachfolgende *infantile Zerebralparese* (ICP) muß eine ausführliche Ausschlußdiagnostik vorgenommen werden, um die meist anderen Ursachen zu identifizieren. Gelegentlich kann es vorkommen, daß eine hirnorganische Erkrankung im zeitlichen Zusammenhang mit einer Impfung manifest wird oder daß eine Impfung mit Lebendimpfstoff die Erstmanifestation etwas beschleunigt.
- Bei **begründetem Verdacht** auf eine impfbedingte Enzephalitis sollte entsprechendes Material (Liquor) mit dem Hinweis auf den Impfstoff eingesandt werden, um für die Beweisführung und zur Differentialdiagnose Impfviren nachzuweisen.

Guillain-Barré-Syndrom: Ein GBS 1–3 Wochen nach Impfung ist prinzipiell möglich, bei mehr als 4–6 Wochen Abstand ist kein Zusammenhang anzunehmen.

- Das GBS wird eher durch Infekte ausgelöst.
- Nur einzelne wenige Fälle nach Impfungen sind belegt, so daß der Zusammenhang nur vermutet werden sollte, wenn der zeitliche Abstand paßt und andere Ursachen mit Sicherheit ausgeschlossen sind.

Komplikationen

Neuritiden: Nervenerkrankungen wie z. B. Fazialisparese sind meist durch andere Infektionen bedingt, z. B. Borreliose.
- Impfbedingte Neuritiden gelten als absolute Rarität.
- Ein Zusammenhang mit SIDS (sudden infant death syndrome, plötzlicher Kindstod) bzw. ALTE (acute life-threatening event) besteht nach bisheriger Kenntnis nicht. Diese Ereignisse kommen in zeitlichem Zusammenhang mit den planmäßigen Impfungen nicht gehäuft vor, so daß ein zufälliges Zusammentreffen anzunehmen ist.

Multiple Sklerose: Es gibt keine eindeutigen Hinweise, daß eine Auslösung oder Aktivierung einer MS durch Impfungen möglich ist, insbesondere auch nicht durch Hepatitis-B-Impfung.

Schäden an peripheren Nerven durch Injektionen: Sie sind nicht sehr häufig und kommen bei Impfungen genauso oft vor wie bei anderen Injektionen. Relativ am häufigsten sind Ischiadicusläsionen infolge unsachgemäßer intraglutäaler Impfung.
- Schäden können unmittelbar nach der Injektion mit und ohne Schmerzen auftreten, aber auch mit zeitlicher Latenz, dann wohl durch die impfbedingte Immunreaktion mit lokaler Schwellung.

Diabetes mellitus: Die Zunahme des kindlichen Diabetes mellitus (Typ I) wurde in Zusammenhang mit der HiB-Impfung gebracht. Einige statistische Daten aus Finnland lassen einen solchen Zusammenhang vermuten, wobei die finnischen Epidemiologen selbst diesen Schluß nicht ziehen. Aus anderen Ländern liegen keine solchen Meldungen vor. Insofern kann derzeit (Anfang 2000) noch keine zuverlässige Stellungnahme erfolgen.
Der früher vermutete Zusammenhang zwischen der Mumps-Impfung und einem Diabetes mellitus hat sich als statistischer Fehler erwiesen. Eine kausal bedingte Diabetes-Auslösung besteht nicht, auch nicht bei Impfung von Jugendlichen.

Tumoren: Frühere Polio-Impfstoffe (IPV, von 1955–1963 verwendet) enthielten das SV40-Virus, das bei einigen Tieren Tumoren auslösen kann. Beim Menschen sind aber bisher keine Tumoren durch dieses Virus beschrieben, und bei den damals IPV-geimpften Personen auch nicht vermehrt aufgetreten.

Komplikationen

Seit der Einführung der ersten Impfung durch Jenner 1796 gibt es Kritiker, die Impfungen generell für schädlich oder sinnlos halten und dies auch offensiv vertreten. Es gibt sogenannte Ratgeberbücher für Laien, die vor Impfungen warnen. Diese Propaganda trifft bei einem Teil der Bevölkerung auf fruchtbaren Boden.

Heute wird in diesen Ratgebern nicht mehr der Eingriff in die göttliche Vorsehung als Argument gegen eine Impfung benutzt. Meist wird bei der Argumentation eine wissenschaftliche Sprache verwendet oder sogar entsprechende Literatur zitiert, oft mit fehlerhafter Interpretation oder ohne Darstellung des Zusammenhangs. Dadurch wird bei Laien der Eindruck erweckt, Impfungen seien vom wissenschaftlichen Standpunkt her umstritten.

Impfgegnerschaft ist oft mit speziellen Weltanschauungen verknüpft (z. B. Anthroposophie), wobei meist keine generelle Ablehnung von Impfungen erfolgt, aber in der Regel Impfungen erst mit jahrzehntelanger Verzögerung akzeptiert werden.

Auffällig ist der Zusammenhang zwischen Impfgegnerschaft und Bildungsgrad. Je höher der Schul- oder Berufsabschluß, desto häufiger finden sich Impfgegner, wohingegen Kinder aus unteren sozialen Schichten oft aus Nachlässigkeit nicht vollständig geimpft sind.

Umgang mit Impfgegnern

Fanatisch oder weltanschaulich fest gebundene Impfgegner wird man kaum überzeugen können. Manchmal kann man wenigstens die Zustimmung zur Tetanus-Impfung erreichen.

Man sollte zuerst nachfragen, warum die betreffenden Eltern oder Patienten nicht geimpft sind oder dies nicht wünschen und wie für diese Haltung argumentiert wird. Dann ist auch schnell klar, wie weit durch eine sachliche und rationale Argumentation Überzeugungsarbeit geleistet werden kann.

Von Eltern und Patienten, die Impfungen kritisch oder ablehnend gegenüberstehen, werden die folgenden 12 Fragen und Argumente am häufigsten benutzt:

1. *„Kinderkrankheiten gehören zur natürlichen Entwicklung des Kindes und sollten nicht unterdrückt werden."*

- Durch den Ausdruck „Kinderkrankheiten" wird der Anschein erweckt, es handele sich um relativ harmlose Leiden. Impfungen werden hauptsächlich vorgenommen, um vor den Komplikationen und negativen Folgen der betreffenden Erkrankungen zu schützen. Bisher wurde noch niemals bewiesen, daß die Entwicklung von Kindern günstiger verläuft, wenn sie z. B. die Masern gehabt haben. Die negativen Folgen sind hingegen gut dokumentiert. Evtl. konkrete Hinweise auf Komplikationen geben (Poliofolgen, Diphtherie-Sterblichkeit, Pocken vor der Ausrottung).

2. *„Kinderkrankheiten sind völlig ungefährlich, wenn wir zu einer natürlichen Lebensweise zurückkehren."*

- Diese Argumentation ignoriert völlig, daß die sogenannten Kinderkrankheiten in den Ländern mit „natürlicher" nichtindustrieller Lebensweise wesentlich komplikationsreicher verlaufen. In Entwicklungsländern stellen z. B. Masern die dritthäufigste Todesursache dar.
- Die Komplikationshäufigkeit ist allenfalls abhängig vom Ernährungs- und Allgemeinzustand.

3. *„Krankheitskomplikationen treffen nur Geschwächte".*

- Diese Meinung ist nicht nur ziemlich falsch, sondern auch menschenverachtend. Denn gerade die Schwächsten müßten ja am besten geschützt werden. Einige Komplikationen (Masernpneumonie) kommen tatsächlich bei schlechtem Ernährungszustand wesentlich häufiger vor. Die meisten Komplikationen (Mumpsmeningitis, subakute sklerosierende Panenzephalitis [SSPE] nach Masern etc.) sind unvorhersehbar und können jeden Menschen treffen.

4. *„Impfungen schwächen das Immunsystem."*

- Funktionen des Immunsystems können z. B. durch HIV-Infektion oder Medikamente (Immunsuppressiva, Zytostatika) geschwächt oder ausgeschaltet werden, nicht aber durch Impfstoffe. Eine dauerhafte Immundefizienz als Folge einer Impfung ist bisher noch nie beobachtet worden. Bei der Masern-Lebendimpfung kann es zu einer vorübergehenden Reduktion der zellulären Immunität kommen, die aber wesentlich geringer ist als die nach einer Maserninfektion. Das Immunsystem reagiert bei den Lebendimpfungen in derselben Weise wie bei der echten Krankheit. Bei den Tot- oder Toxoid-Impfungen reagiert das Immunsystem sogar stärker und sinnvoller als nach natürlicher Infektion.

Impfgegner

5. *„Impfungen sind deswegen unnötig, weil man ja die Krankheiten heutzutage behandeln kann."*

- Eine solche Meinung ist weit verbreitet. So wissen nur sehr wenige Laien, daß Tetanus und Tollwut kaum bzw. nicht behandelbar sind, und daß bei einmal ausgebrochener Erkrankung z.B. eine Mumpsorchitis nicht verhindert werden kann.

6. *„Impfschäden sind häufiger als Krankheitsschäden."*

- Dieses Vorurteil wird häufig benutzt. Da die Erkrankungen dank Impfung kaum noch auftauchen, kennt z.B. fast niemand mehr Polio-Geschädigte aus dem eigenen Bekanntenkreis. Dadurch bekommen die sehr seltenen Impfkomplikationen ein anderes Gewicht und werden sehr intensiv wahrgenommen. Die verhinderten Krankheitskomplikationen kann sich der Laie nur sehr schwer bildhaft vorstellen.

7. *„Die Zahlen über Krankheits- und Impfkomplikationen stimmen nicht."*

- Für diese Behauptung werden sehr oft statistische „Beweise" recht eigenartiger Qualität vorgelegt. Ein Problem besteht sicher darin, daß die Häufigkeiten unerwünschter Wirkungen auf Impfstoffe international sehr unterschiedlich genau beobachtet und gemeldet werden, so daß divergierende und in vielen Fällen auch falsch verstandene oder falsch zitierte Zahlen in Umlauf sind. Bei genauer Überprüfung zeigt sich fast immer, daß die Zahlen über Impfkomplikationen überschätzt (z.B. Pertussis-Impfung) und die der Krankheitskomplikationen unterschätzt werden. Impfkomplikationen werden zumindest in Deutschland wesentlich zuverlässiger erfaßt als Krankheitskomplikationen.

8. *„Durch Impfungen entstehen neue Krankheiten oder werden Krebs, AIDS, multiple Sklerose etc. hervorgerufen."*

- Es ist erstaunlich, welch absurde Behauptungen aufgestellt und sogar durch pseudowissenschaftliche Zitate und Zahlen scheinbar bestätigt werden. Im letzten Jahrhundert wurde lange Zeit ernsthaft diskutiert, ob die Cholera eine Folge der Pocken-Impfung ist. Dies war genauso irrational, wie wenn heute andere Erkrankungen als Impffolgen angesehen werden. Sogar gesellschaftliche Phänomene wie etwa die Jugendkriminalität wurden schon ernsthaft als Impffolge bezeichnet.

9. *„Impfungen lösen Allergien aus."*

- Allergische Reaktionen auf Impfstoffe sind extrem selten. Bei genauer Überprüfung bzw. Testung stellen sich meist andere Ursachen heraus. Daß allergische Erkrankungen wie Pollinose oder Asthma als Impffolge entstehen können, ist immunologisch kaum denkbar und wurde auch noch niemals nachgewiesen.

10. *„Durch Impfungen können Krankheiten übertragen werden."*

- Bei der ersten Hepatitis-B-Impfung (aus Spenderblut gewonnen) wurde kurzfristig vermutet, daß HIV übertragen werden könne. Dies hat sich zum Glück als unbegründet erwiesen. Aufgrund des Herstellungsmodus ist es praktisch unmöglich, daß durch aktive Impfstoffe andere Krankheiten übertragen werden können.
  Bei einer passiven Immunisierung ist prinzipiell die Übertragung einer anderen Infektion möglich und in Einzelfällen auch passiert.

11. *„Impfungen schützen gar nicht vor Epidemien."*

- Viele Epidemien konnten durch Impfungen verhindert oder eingedämmt werden (z. B. Polio, Cholera, aber auch Meningokokken). Dieser Schutz kann aber nur erreicht werden, wenn ein hoher Durchimpfungsgrad bei der Bevölkerung herrscht, abhängig von der Art der Erkrankung meist über 70–90 %. Die Pocken konnten durch Impfung sogar ausgerottet werden, und bei den Masern strebt die WHO das gleiche an.
- Manche Impfungen können und sollen gar nicht vor Epidemien bewahren, weil sie einen individuellen Schutz vermitteln (z. B. Tetanus, Tollwut).

12. *„Mehrfachimpfungen stellen eine zu große Belastung für das Immunsystem dar."*

- Die Antigenbelastung durch banale Infekte ist meist höher als bei einer Mehrfachimpfung. Das Immunsystem ist durchaus in der Lage, gleichzeitig mehrere Antigene zu erkennen und immunologisch zu verarbeiten. Sonst wären Kleinkinder in der Infektsaison sehr stark gefährdet. Eine Mehrfachimpfung ist insofern schonend, weil man mit weniger Injektionen auskommt und der Impfschutz viel schneller erreicht werden kann, was die psychische und körperliche Belastung gerade bei Kindern deutlich reduziert.

Impfgegner

- Im übrigen ist bei allen Kombinationsimpfstoffen untersucht, daß die Immunogenität genauso gut ist wie bei der zeitlich getrennten Gabe der Einzelkomponenten.

Gelegentlich existieren keine Vorinformationen über den bisherigen Impfstatus, weil entsprechende Dokumente mißverständlich ausgestellt sind, verlorengingen oder nicht beschafft werden können. Dies kann sich auf einzelne Impfungen oder den gesamten Status beziehen.

In solchen Fällen ist es prinzipiell möglich, sich serologisch über den Immunstatus zu informieren. Dies ist jedoch umständlich, sehr teuer und mit weiteren Fehlerquellen belastet. In den meisten Fällen müssen dann doch Impfungen nachgeholt werden, wodurch doppelte Kosten entstehen.

- Im Zweifel gelten alle Personen ohne ausreichende Impfdokumentation als potentiell ungeschützt (s. entsprechende Empfehlung der STIKO und der American Academy of Pediatrics).

Lebendimpfstoffe

Bei immunologisch gesunden Personen wird folgendes Vorgehen empfohlen:

Masern/Mumps/Röteln: Anamnestische Angaben über eventuell durchgemachte entsprechende Erkrankungen sind unsicher, weil es häufig zu Verwechslungen mit anderen ähnlichen Erkrankungen kommt.

- Im Zweifel nach Plan impfen bzw. nachimpfen, z. B. bei Kindern, die aus dem Ausland zugezogen sind oder bei denen aus anderen Gründen keine zuverlässigen Angaben über Vorimpfungen zu erhalten sind.
- Eine Titerbestimmung ist in diesem Falle teurer als die Impfung.
- Eine Überimpfung oder Überreaktion bei bereits vorhandenem Immunschutz ist nicht möglich, allenfalls eine (gewünschte) Boosterung. Sowohl die finanzielle Belastung für die Versicherung als auch die Belastung des Patienten durch Termine und Injektionen ist am geringsten, wenn man einfach noch einmal impft (natürlich unter Beachtung der Kontraindikationen wie z. B. Schwangerschaft).

Totimpfstoffe

Die Impfungen werden je nach Altersstufe nach Plan durchgeführt bzw. nachgeholt.

Diphtherie/Tetanus: Als Grundimmunisierung, ab dem 6. Lebensjahr als Td-Komponente.

HiB: Ab 2. bis zum 6. Lebensjahr nur eine Impfdosis, später entfallend.

Pertussis: Bei Kindern und Jugendlichen; aber auch bei Erwachsenen noch sinnvoll.

Polio: Im Zweifel die Impfung einfach wiederholen.

Hepatitis B: Im Prinzip in allen Altersstufen indiziert (bei Risikogruppe evtl. Serostatus bestimmen).

Tips & Tricks

- Einzelne ausgefallene Impfungen werden einfach nachgeholt.
- Jede Impfung gilt, auch bei großen Abständen, so daß in der Regel keine neue Grundimmunisierung begonnen werden muß, wenn einmal eine begonnen wurde (☞ Kap. Impfabstände und -kombinationen, S. 132 f.).

Impfempfehlung für Asylbewerber (in Gemeinschaftsunterkünften)

Die Impfungen sind möglichst durch den öffentlichen Gesundheitsdienst vorzunehmen bzw. mit den Verantwortlichen abzustimmen. Je nach Herkunfsland muß mit einem mehr oder weniger lückenhaften Impfschutz gerechnet werden. Bei Personen aus Afrika und Mittelasien muß damit gerechnet werden, daß weder eine regelrechte Grundimmunisierung noch regelmäßige Auffrischungsimpfungen durchgeführt wurden. Am häufigsten dürfte gegen Tetanus und Polio geimpft worden sein. Die „teuren" Impfungen wie Masern, HiB und Hepatitis B stehen in armen Ländern meist nicht der gesamten Bevölkerung zur Verfügung.

Bei Asylbewerbern aus Ostblockländern ist allerdings einigermaßen zuverlässig mit einer Grundimmunisierung (Tetanus, Diphtherie, Polio, Masern) zu rechnen.

- **Kinder:** Diphtherie-, Tetanus-, Pertussis-, Polio- und Masern-, Mumps-, Röteln- und Hepatitis-B-Impfung sollten unbedingt vorgenommen werden, es sei denn, es liegen zuverlässig erscheinende Dokumente über bereits durchgeführte entsprechende Immunisierungen vor. Am besten ist, die Impfungen entsprechend den Empfehlungen der STIKO durchzuführen bzw. nachzuholen.

- **Erwachsene:** Diphtherie-, Tetanus- (Td) Polio-, Masern-, Röteln-Impfungen sollten unbedingt vorgenommen bzw. vervollständigt werden, ferner bei seronegativen Personen Hepatitis B. In den allermeisten Fällen dürften bei dieser Personengruppe die regelmäßigen Auffrischimpfungen in den Ursprungsländern ausgefallen sein, wenn überhaupt jemals eine komplette Grundimmunisierung vorgenommen wurde.
- **Tuberkulintestung:** sehr wichtig, ggf. jährlich wiederholen.

Natürlich sollte ein Impfbuch angelegt werden, in dem auch die vorliegenden Impfinformationen aus dem Ursprungsland zumindest erwähnt sind. Die Vervollständigung des Impfschutzes erfolgt nach Verlassen der Gemeinschaftsunterkunft in der Regel durch die niedergelassenen Ärzte.

In einigen Sondersituationen ist es notwendig, Titerbestimmungen vorzunehmen, um den Impferfolg bzw. bestehenden Schutz zu dokumentieren.

Die hier genannten Grenzwerte (☞ Tab. 4) stellen nur Anhaltspunkte dar. Je nach Labor und Bestimmungsmethode können (meist geringfügig) abweichende Werte genannt werden.

Indikationen zur Titerbestimmung sind z. B.:

- Immunstatus für Röteln bei Frauen
- Verlaufskontrolle nach Hepatitis-B-Impfung
- Personen mit Immundefizienz
- Vor und nach zytostatischer Behandlung
- Nach Knochenmarkstransplantation
- Dialyse-Patienten.

Nicht indiziert sind Titerbestimmungen in der Regel:

- Vor Impfungen mit Lebendimpfstoffen bei immunologisch gesunden Personen. Eine erneute Impfung ist sinnvoller, preiswerter und schneller als eine Titerbestimmung und völlig ungefährlich.
- Bei verlorenem Impfbuch. Impfungen mit Lebendimpfstoff sollten im Zweifel wiederholt werden, Totimpfstoff-/Toxoid-Impfungen (☞ Kap. Unklarer Impfstatus, S. 165 f.).

Impfung	Schutztiter
Diphtherie	> 0,1 IE/ml Diphtherie-Antitoxin im Serum
FSME	≥ 200 VIEU (Vienna-units)/ml
Influenza	Titerbestimmung nicht sinnvoll
Hepatitis A	Nachweis spezifischer Antikörper im ELISA
Hepatitis B	Anti-Hbs > 10 IE/l Serum (☞ S. 26)
HiB	Antikapsuläre Antikörper > 0,15 µg/ml Serum. Die Antikörper-Konzentration sollte 4 Wochen nach der letzten Impfung > 1 µg/ml sein.
Masern	Nachweis spezifischer Antikörper im ELISA (≥1:128, entspricht ca. 560 IU/l)
Mumps	Nachweis spezifischer Antikörper im ELISA (≥1:64)
Pertussis	Bedeutung von Antikörpern als „Schutz vor Krankheit" umstritten. AK-Nachweis zum Nachweis einer früheren Erkrankung oder Impfung möglich, aber Interpretation uneinheitlich und schwierig.
Polio IPV	Antikörper-Nachweis im Neutralisationstest
Pneumokokken	Keine einheitlichen Angaben; Nachweis spezifischer Antikörper dokumentiert Impferfolg (> 1000 U/ml 6 Wo. nach Impfung, unter 500 U/ml kein Impferfolg)
Röteln	IgG-Antikörper ≥ 1:32 im HHT
Tetanus	Te-Antitoxin > 0,01 IE/ml Serum. Eine Auffrischimpfung wird allerdings bei Werten < 0,1 IE/ml empfohlen.
Tuberkulose	Titerbestimmung nicht sinnvoll
Varizellen	ELISA ≥ 1:128, entspricht ca. 170 PEIU (Paul-Ehrlich-Institut units)/l

Tab. 4: Serologische Titerkontrollen

Titerkontrollen

Schwangerschaft: Grundsätzlich Impfungen möglichst vor geplanten Schwangerschaften erledigen. Impfungen während der Schwangerschaft sollten Ausnahme bleiben. Versehentliche Impfungen bei noch nicht bekannter Frühschwangerschaft sind nicht selten.

• Allgemeines Prinzip: Lebendimpfstoffe sind eher kontraindiziert, Totimpfstoffe prinzipiell unproblematisch. Wie bei allen medizinischen Maßnahmen sollte man **im ersten Trimenon** bei Impfungen zurückhaltend sein, auch wenn bisher keine teratogenen Wirkungen von Impfstoffen nachgewiesen sind.

Stillzeit: In der Stillzeit sind bei der Mutter prinzipiell alle Impfungen möglich. Eine nachzuholende Röteln-Impfung der Mutter sollte sogar schon im Wochenbett erfolgen, damit sie nicht vergessen wird.

• Gestillte Kinder werden nach Plan geimpft, auch wenn sehr lange gestillt wird. Stillen beeinträchtigt den Impferfolg nicht.

Cholera

Bei entsprechender Indikation auch in der Schwangerschaft möglich, aber Möglichkeit einer Aktivierung der glatten Muskulatur bedenken (seltene Nebenwirkung). Bei Auffrischung sicherheitshalber 0,1 ml s.c.

Diphtherie

Keine Einschränkung, Indikationsstellung wie sonst (niedrigdosierte d-Komponente!).

FSME

In der Schwangerschaft möglich, z.B. vor Reisen in Endemiegebiete.

Gelbfieber

Kann bei entsprechender Indikation auch während der Schwangerschaft vorgenommen werden, auch wenn es eine Lebendimpfung ist. In Endemiegebieten breite Erfahrung mit Impfung während Schwangerschaft, keine Embryopathie oder fetale Infektion bekannt. Trotzdem möglichst nicht im ersten Trimenon impfen (Reise verschieben).

Grippe (Influenza)

Keine Kontraindikation. Keine erhöhte Gefährdung durch Influenza während der Schwangerschaft, daher Indikationsstellung wie sonst auch.

Hämophilus

Entfällt, da nur bei Kindern indiziert.

Hepatitis A

Während Schwangerschaft möglich.

Hepatitis B

Während Schwangerschaft möglich und bei entsprechender Exposition auch ratsam. Eine diaplazentare Übertragung der Erkrankung ist sehr selten, meist Infektion bei Geburt. Insofern ist eine Impfung entsprechend gefährdeter Schwangerer durchaus sinnvoll.

Japan-Enzephalitis

Bei entsprechender Indikation auch während Schwangerschaft möglich.

Masern

Während der gesamten Schwangerschaft **kontraindiziert**. Bei Kontakt in der Schwangerschaft ggf. bei negativem Titer Passivprophylaxe mit Standard-Immunglobulin. Versehentliche Impfung in der Schwangerschaft keine Abbruch-Indikation.

Meningokokken

Bei längeren Reisen in Endemiegebiete evtl. möglich (keine großen Erfahrungen über Impfung während Schwangerschaft).

Mumps

Während der gesamten Schwangerschaft **kontraindiziert**. Bei Kontakt in der Schwangerschaft (und negativem Titer) Passivprophylaxe mit Standard-Immunglobulin. Versehentliche Impfung in der Schwangerschaft keine Abbruch-Indikation.

Impfungen in Schwangerschaft und Stillzeit

Pertussis

Entfällt, da bisher keine Indikation zur Impfung Erwachsener. Theoretisch in der Schwangerschaft möglich.

Pneumokokken

Bei entsprechender Indikation möglich (z.B. Milzentfernung). Trotzdem Penizillin-Prophylaxe weiterführen.

Polio

Polio-IPV-Impfung während der Schwangerschaft unproblematisch. Schluckimpfung z.B. vor entsprechenden Reisen erlaubt. Im letzten Trimenon nicht empfohlen, da eine Kontamination der Entbindungsstation mit Impfviren erfolgen kann.

Röteln

Kurz vor und in der Schwangerschaft **kontraindiziert**. Infektion des Embryo bzw. Feten ist vermutlich möglich, bisher aber keine Embryopathie durch das Impfvirus zweifelsfrei nachgewiesen. Versehentliche Röteln-Impfung während der Schwangerschaft ist daher keine Indikation zum Abbruch. Bei Krankheitskontakt ungeimpfter Schwangerer Röteln-Immunglobulin (0,3 ml/kg) empfohlen, spätestens am 8. Tag nach Beginn des Kontaktes.

Hinweis: Bei Kontakt der Schwangeren mit frisch rötelngeimpften Personen sind keine Vorsichtsmaßnahmen nötig. (Das Impfvirus ist zwar im Rachenraum nachweisbar, aber es erfolgt kein Übertritt auf andere Personen).

Tetanus

Ohne Einschränkung möglich mit üblicher Indikationsstellung. Erfolgte die letzte Impfung mindestens 6 Wochen vor der Geburt, besteht zu diesem Zeitpunkt ein Schutz auch für das Neugeborene durch rechtzeitig übertragene passive Antikörper.

Tollwut

Keine Kontraindikation, gleiche Indikationsstellung wie sonst.

Tuberkulose

Kontraindiziert! (Lebendimpfung).

Typhus

Orale Lebendimpfung auch in der Schwangerschaft unbedenklich bei entsprechender strenger Indikationsstellung. Die **parenterale** Impfung scheint häufiger systemische Nebenwirkungen zu verursachen, daher **kontraindiziert**.

Varizellen

Als Lebendimpfung in der Schwangerschaft **kontraindiziert**. Bei versehentlicher Impfung bisher niemals impfbedingte Komplikationen, daher *keine* Abbruch-Indikation.

Tab. 5: Impfungen (aktive Immunisierungen) in der Schwangerschaft		
Impfung	**Schwangerschaftsmonat**	
	1–3	**4–6**	**7–10**
Cholera	(ja)	ja	ja
Diphtherie	ja	ja	ja
FSME	(ja)	ja	ja
Gelbfieber	(nein)	ja	ja
Grippe	(ja)	ja	ja
Hepatitis A	ja	ja	ja
Hepatitis B	ja	ja	ja
Japan-Enzephalitis	(ja)	ja	ja
Masern	**nein!**	nein	nein
Meningokokken	(ja)	(ja)	(ja)
Mumps	**nein!**	nein	nein
Pertussis	(ja)	ja	ja
Pneumokokken	(ja)	ja	ja
Polio oral	ja	ja	nein
Polio inaktiviert	ja	ja	ja
Röteln	**nein!**	nein	nein
Tetanus	ja	ja	ja
Tollwut	ja	ja	ja

Impfungen in Schwangerschaft und Stillzeit

Impfung	Schwangerschaftsmonat		
	1–3	4–6	7–10
Tuberkulose	**nein!**	nein	nein
Typhus oral	(ja)	ja	ja
Typhus inaktiviert	(nein)	nein	nein
Varizellen	**nein!**	nein	nein

ja	=	Impfung unproblematisch
(ja)	=	Impfung prinzipiell möglich
nein	=	Impfung kontraindiziert
nein!	=	Impfung streng kontraindiziert
(nein)	=	Impfung wahrscheinlich unproblematisch, aus Sicherheitsgründen möglichst verschieben.

Es gibt kein Alter, ab dem irgendeine Impfung grundsätzlich unnötig oder kontraindiziert wäre! Gerade Senioren mit unvollständigem Impfschutz sind besonders gefährdet durch Tetanus und Diphtherie oder sie kommen als Überträger (z.B. Polio) in Frage. Werden Kleinkinder z.B. ausnahmsweise mit Polio-Lebendimpfstoff geimpft, sollte nicht nur der Impfschutz der Eltern, sondern auch der der Großeltern überprüft werden.

- Zunehmende Mobilität und Fernreisen exponieren auch Ältere gegenüber zahlreichen Infektionsquellen.
- **Cave:** Mit zunehmendem Alter nimmt die Kompetenz des Immunsystems ab. Komorbidität (z.B. Diabetes, Herzinsuffizienz, chronische Bronchitis, Medikamente) bedingt zusätzliche Immunsupprimierung. Ist die Grundimmunisierung nicht komplett, nicht vollständig dokumentiert oder liegt die letzte Impfung länger als 20 Jahre zurück, sollten bestimmte Impfungen (abweichend von den STIKO – Empfehlungen) mit einer zusätzlichen Dosis aufgefrischt werden (☞ einzelne Impf-Kapitel). In begründeten Zweifelsfällen Antikörperspiegel bestimmen.

Senioren

Zu den Berufen mit erhöhter Infektionsgefährdung gehören alle, bei denen durch Umgang mit Kranken oder mit menschlichen oder tierischen Ausscheidungen eine erhöhte Wahrscheinlichkeit besteht, eine übertragbare Erkrankung zu erwerben. Ein weitere Risikogruppe bilden Personen, bei denen durch die Arbeit mit Lebensmitteln die Möglichkeit besteht, daß eine bestehende Erkrankung an eine große Zahl Nichtinfizierter weitergegeben wird.

Grundsätzlich erforderlich sind Grundimmunisierung und regelmäßige Auffrischung der Standardimpfungen (Diphtherie, Tetanus, Polio). Zusätzlich werden für die einzelnen Berufsgruppen die folgenden Impfungen empfohlen.

Beschäftigte im ärztlichen oder pflegerischen Bereich

- Ärztinnen/Ärzte.
- Medizinisches Assistenzpersonal.
- Krankenschwestern und -pfleger.
- Personal in Alten-, Kinder-, Behindertenheimen.
- Reinigungspersonal und Helfer in Krankenhäusern und ähnlichen Einrichtungen.
- Labor- und Röntgenpersonal.

Empfohlene Impfungen:
- Polio: nur inaktivierte (IPV-) Vakzine!
- Hepatitis A.
- Hepatitis B.
- Grippe (Influenza).

Beschäftigte im lebensmittelverarbeitenden Gewerbe

- Küchen- und Kantinenpersonal.
- Fleischer, Bäcker, Molkereibetriebe (auch Verkäufer, die Umgang mit offenen Lebensmitteln haben).
- Großküchen, Hersteller von Fertigmahlzeiten, Zulieferer.

Empfohlene Impfungen:
- Hepatitis A.
- Virusgrippe (Influenza).

Berufe

(Geschäfts-)Reisende

Empfohlene Impfungen für Außendienstmitarbeiter:

- Virusgrippe (Influenza).

Empfohlene Impfungen bei häufigen Auslandsaufenthalten:

- Hepatitis A (und B).
- Virusgrippe (Influenza).
- Weitere Indikationsimpfungen je nach Reiseziel (☞ Kap. Fernreise-Beratung, S. 197 f.).

Prinzipiell sollte versucht werden, auch bei Problempatienten den normalen Impfplan anzuwenden. In einigen Fällen muß das Impfprogramm modifiziert werden, da es spezielle Probleme und Risiken gibt, die bei Routine- oder Indikationsimpfungen zu beachten sind.

Der **normale Impfplan** gilt prinzipiell bei:

- Antibiotischer Behandlung oder Rekonvaleszenz nach einer Erkrankung
- Kontakt mit einer Infektionskrankheit
- Asthma, atopischer Dermatitis, Heuschnupfen
- Familienanamnese atopischer Erkrankungen
- Inhalativer oder topischer Behandlung mit Steroiden
- Frühgeburtlichkeit (Einschränkungen s. u.)
- Chromosomen-Aberrationen
- Zerebralschäden mit und ohne Epilepsie
- Krampfanfällen in der Familienanamnese
- Schwangerschaft oder Stillzeit der Mutter
- Untergewicht
- Zurückliegende oder anstehende Operation
- Zustand nach Hyperbilirubinämie
- Unterernährung.

Bei vielen chronischen Krankheiten und in Sondersituationen stellt sich die Frage, ob bzw. welche Impfungen möglich sind, welche kontraindiziert sind oder besondere Komplikationen hervorrufen können. Diese **Sonderfälle** und die damit verbundenen häufigsten Impffragen sind im folgenden alphabetisch aufgelistet.

Allergie

Allergische Reaktionen auf Bestandteile des Impfstoffes (☞ Kap. Impfreaktionen und Impfkomplikationen, S. 152 f.); Sonderfall Hühnereiweißallergie (s. u.).

- Allergiker werden prinzipiell nach Plan geimpft. Echte allergische Reaktionen auf Impfstoffe sind extrem selten, und eine unspezifische Aktivierung anderer Allergien ist kaum anzunehmen.
- Eine systemische Steroidtherapie kann den Impferfolg gefährden.

- Bei einer Allergie gegen Quecksilberverbindungen kann es durch Tot-/Toxoid-Impfstoffe mit entsprechenden Konservierungsstoffen (Timerfonat etc.) zu einer lokalen kontaktallergie-ähnlichen Reaktion kommen.

AIDS

Bei den Impfempfehlungen muß grundsätzlich unterschieden werden, ob eine asymptomatische HIV-Infektion vorliegt (Stadium CDC P-1) oder die Erkrankung ausgebrochen ist (ab Stadium CDC P-2). ☞ Tab. 6.

- Lebendimpfstoffe sind prinzipiell problematischer als Totimpfstoffe. Auch die Gelbfieberimpfung ist grundsätzlich kontraindiziert. Bei einer Reise in ein Endemiegebiet kann die Impfung bei CD4+-Zellen über 200/µl wahrscheinlich gefahrlos durchgeführt werden.
- Da schwere oder tödliche Masernerkrankungen bei HIV vorkommen können, ist die Masern- oder MMR-Impfung trotzdem prinzipiell sinnvoll.
- Eine gleichzeitig durchgeführte IgG-Substitution kann den Impferfolg in Frage stellen.
- Eine Kontrolle des Impferfolges durch Titerkontrollen ist in diesen Fällen angeraten. Bei Nichtgeimpften ist im Falle einer Masern-Exposition eine IgG-Gabe zu erwägen.

Tab. 6: Impfungen bei HIV-Infektion

Impfstoff	HIV (CDC P-1) (asymptomatisch)	HIV (CDC P-2) (symptomatisch)
Totimpfstoffe/Toxoide	empfohlen	empfohlen
BCG	nicht empfohlen	nicht empfohlen
Polio IPV	empfohlen	empfohlen
Masern	empfohlen	nicht empfohlen
Mumps/Röteln/andere Lebendimpfstoffe	möglich	nicht empfohlen
Grippe (Influenza)	(eventuell)	empfohlen
Pneumokokken	sinnvoll	sinnvoll

(CDC = Center of Disease Control der USA; P-1, P-2 = pädiatrische Stadieneinteilung).

Antibiotische Behandlung

Eine gleichzeitige antibiotische Therapie ist keine Kontraindikation gegen Impfungen, allenfalls ist es die Erkrankung, wegen der eine antibiotische Behandlung vorgenommen wird. Auch unter einer dauerantibiotischen Therapie sind alle Impfungen ohne besondere oder zusätzliche Risiken möglich.

Eine **orale Typhus-Impfung** (und orale Cholera-Impfung) kann wirkungslos sein.

Antikoagulanzien-Therapie

Injektionen in die Muskulatur sind zu vermeiden. Daher darf bei einer Antikoagulanzien-Therapie ausnahmsweise s. c. statt i. m. geimpft werden, am besten am Oberarm. Das Risiko durch Granulome bei Adsorbatimpfstoffen ist geringer als das Blutungsrisiko bei i. m. Gabe. Außerdem ist denkbar, daß durch eine lokale Blutung die Immunogenese beeinträchtigt wird.

- Für die Tetanus-Impfung gibt es einen Fluid-Impfstoff (Tetamun SSW®).
- Für die Influenza-Impfung sollte adsorbatfreier Impfstoff verwendet werden (z. B. Mutagrip®, Influvac®).

Asplenie

Wegen des Verlustes der Opsonisierungsfähigkeit besteht bei Asplenie ein höheres Risiko für septische Erkrankungen mit bakteriellen Erregern, insbesondere Pneumokokken. Die **Pneumokokken-Impfung** sollte man (bei Trauma) wenige Tage nach Milzentfernung durchführen, bei geplanter Entfernung natürlich vorher. Der Schutz beginnt bei sonst normalem Immunsystem nach etwa 2–3 Wochen. Auffrischung nach 5 Jahren nicht vergessen, mit Titerkontrolle! Die Indikation zur Langzeitprophylaxe mit Penicillin besteht ggf. trotzdem, da der Impfschutz nicht 100%ig ist, ☞ Tab. 7.

Da bei Asplenie vermehrt invasive HiB-Infektionen vorkommen können, ist auch nach dem 5. Lebensjahr eine **HiB-Impfung** sinnvoll.

Tab. 7: Notwendige Dauer der Penicillin-Prophylaxe nach Splenektomie

Grunderkrankung	Splenektomie	
	nach 5. Lebensjahr	vor 5. Lebensjahr
Thalassämie	lebenslang	lebenslang
Sphärozytose	lebenslang	2 Jahre
Sichelzellanämie	bis 6. Lebensjahr	bis 6. Lebensjahr
ITP	lebenslang	2 Jahre
Unfall	lebenslang	2 Jahre
M. Hodgkin	lebenslang	4 Jahre

Asthma bronchiale

Impfung nach Plan! Besonders wichtig ist die Pertussis-Impfung, da durch die Pertussis-Erkrankung das Asthma induziert oder verschlimmert werden kann. Bei mittelschwerem und schwerem Asthma bzw. bei erwachsenen Asthmatikern jährliche Grippe-Impfung!

Asylbewerber

☞ Kap. Unklarer Impfstatus, S. 166 f.

Blutspender

Nach Impfungen müssen Abstände zu einer Blutspende eingehalten werden, damit – vor allem nach Impfungen mit Lebendimpfstoffen – keine Impfviren mit dem gespendeten Blut übertragen werden können.

Abstände zwischen Impfung und Blutspende:
- Polio oral: 6 Wochen
- Gelbfieber, Masern, Mumps, Röteln, FSME: 3 Wochen
- Typhus und Cholera oral: 1 Woche
- Diphtherie, Tetanus, Hepatitis A und B, Influenza, Cholera, Tollwut, Polio parenteral: 48 Stunden

Chronisch-entzündliche Darmerkrankungen

Normaler Impfplan. Es sollte möglichst eine stabile Krankheitsphase abgewartet werden. Bezüglich Interaktion mit der Therapie siehe unter Immunsuppression.

Diabetes mellitus

Bei Diabetes mellitus Typ I (IDDM) normaler Impfplan. Es sollte eine genaue Stoffwechselkontrolle erfolgen, denn ähnlich wie bei Infekten ist eine Entgleisung möglich. Impfungen sollten möglichst nicht in sehr instabilen Phasen erfolgen.

Nachdem ein Zusammenhang mit Mumpserkrankungen und Erstmanifestation des Diabetes vermutet wird, kamen auch Zweifel bezüglich der Mumps-Impfung vor allem in Risikogruppen auf. Derzeit wird die Mumps-Impfung auch dann empfohlen, wenn in der Verwandtschaft Fälle von Typ-I-Diabetes bekannt sind. Ein kausaler Zusammenhang mit der Erstmanifestation eines Typ-1-Diabetes und einer Mumps-Impfung ist bisher nicht bewiesen. Vermutungen in Einzelfällen haben sich als zufällig erwiesen, denn die Manifestationsrate von Diabetes mellitus ist in den ersten vier Wochen nach Mumps-Impfung nicht größer als sonst.

Bei Diabetikern sind prinzipiell die Influenza-Impfung und die Pneumokokken-Impfung indiziert.

Dialyse

Das Hepatitis-B-Risiko ist besonders hoch. Gleichzeitig besteht eine herabgesetzte Immunogenität (bei normaler Impfung nur 60 % Serokonversion). Daher sollte der spezielle 4fach dosierte Impfstoff verwendet werden (Gen H-B-Vax-D®, zugelassen ab 20. Lebensjahr). Trotz Anwendung einer zusätzlichen Impfdosis bleiben ca. 30 % der Patienten Nonresponder.

Bei der Influenza-Impfung ist eine Dosiswiederholung nach 4 Wochen empfohlen. Pneumokokken-Impfung empfohlen.

Tip: Patienten mit absehbarer Dialysepflichtigkeit frühzeitig impfen, solange die Immunreaktion noch relativ gut ist.

Down-Syndrom (und Chromosomendefekte)

Normaler Impfplan. Bei diesem Patienten besteht eine besondere Infektgefährdung, so daß die Impfungen zeitgerecht erfolgen sollten. Invasive HiB-Infektionen können auch nach dem 5. Lebensjahr auftreten, so daß die Impfung ggf. nachzuholen ist.

Ferner sind zu empfehlen:

- Hepatitis-B-Impfung (da Disposition zu chronischer Hepatitis-B-Infektion)
- Hepatitis-A-Impfung (da häufigere Heimaufenthalte)
- Pneumokokken-Impfung (da erhöhte Gefährdung)
- Influenza-Impfung (da erhöhtes Risiko).

Bei anderen Chromosomendefekten ist prinzipiell genauso zu verfahren. Bei einigen genetischen Defekten bestehen immunologische Besonderheiten, so daß hier die betreuende Spezialambulanz zu konsultieren ist.

Epidermolysis bullosa

Bei der häufigsten Form (rezessiv, „Hallopeau-Siemens") sind die gängigen Impfungen nicht kontraindiziert.

Prinzipien:

- Kombinationsimpfstoffe verwenden (z.B. DTPa-HIB), um Anzahl der Injektionen zu minimieren.
- Möglichst tief muskulär injizieren (auch MMR), Kanülengröße 17, lila.
- Möglichst nicht am mechanisch besonders belasteten Gesäß injizieren.
- Injektion unter Vermeidung von mechanischem Druck auf die Haut.
- BCG-Impfung ist kontraindiziert.
- Varizellen-Impfung unbedingt empfehlenswert.

Bei den (leichter verlaufenden) dominanten Formen ist der reguläre Impfplan anzuwenden.

Epilepsie

Normaler Impfplan ohne Einschränkungen. Nach Möglichkeit sollte eine stabile Krankheitsphase bzw. eine sichere antikonvulsive Einstellung abgewartet werden. Bei Fieber frühzeitige Antipyrese.

Fieberkrampf

Ein Krampfanfall bei Fieber im Rahmen einer Impfreaktion ist keine direkte Impffolge, sondern unspezifisch durch das Fieber im Rahmen der Immunreaktion bedingt. Daher gibt es keine speziellen besonders gefährlichen Impfungen.

Ist innerhalb 24 h nach einer Impfung (z. B. DTPa) ein Fieberkrampf aufgetreten, sollte trotzdem normal weitergeimpft werden, mit prophylaktischer Gabe eines Antipyretikums (z. B. Paracetamol, 1 h vor und 2 h nach Impfung). Wenn Krampfanfälle schon im Rahmen fieberhafter Infekte vorgekommen sind, sollte ebenfalls eine prophylaktische Antipyrese durchgeführt werden.

Frühgeborene

Bei Frühgeborenen stellt sich die prinzipielle Frage, ob chronologischer oder korrigierter Lebensmonat zugrunde gelegt wird, vor allem wenn die Geburt vor der rechnerisch 35. SSW erfolgte. Prinzipiell werden Frühgeborene nach Plan geimpft, wobei schon aus praktischen Gründen das Routineprogramm meist erst nach Entlassung von der Frühgeborenenstation gestartet wird. Bei sehr unreifen Kindern (< 32. SSW) sollte eine teilweise Korrektur des Alters bei der Grundimmunisierung vorgenommen werden, ansonsten Impfbeginn im 3. **chronologischen** Monat.

Besonderheiten:

- Hepatitis-B-Impfung erfolgt unabhängig vom Gestationsalter. Bei Frühgeborenen besteht eine schlechtere Immunantwort, trotzdem ist die Impfung indiziert (ggf. Titerkontrolle!). Unter 2000 g GG Impfung in den Monaten 1, 2, 7.
- Bei Diphtherie/Tetanus/Pertussis wurde verschiedentlich eine Impfung mit halber Dosis vorgeschlagen. Dies ist nicht sinnvoll, da die lokalen Nebenwirkungen nicht reduziert werden, aber die Immunogenese beeinträchtigt sein kann.

Hämoglobinopathien

Es besteht eine vermehrte Gefährdung durch invasive bakterielle Erkrankungen, besonders HiB, aber auch Pneumokokken und Meningokokken.

Bei Thalassämie, Sphärozytose und anderen mit Transfusionen verbundenen Erkrankungen möglichst frühzeitige Hepatitis-B-Impfung, bzw. kombinierte Hepatitis-A- und -B-Impfung.

Jährliche Influenza-Impfung empfohlen.

Hämolytisch-urämisches Syndrom (HUS)

Nach HUS sollte zwei Jahre auf Impfungen verzichtet werden, insbesondere auf Lebendimpfungen, da Rezidive nach Impfungen beschrieben wurden. Der Kausalzusammenhang ist allerdings nicht eindeutig belegt.

Hämophilie

Normaler Impfplan, zusätzlich Hepatitis A und B.
Intramuskuläre Injektionen sollten grundsätzlich vermieden werden. Daher dürfen die Impfungen ausnahmsweise subkutan verabreicht werden. Eine vorherige Faktorbestimmung ist nicht nötig. Man sollte einen Druckverband anlegen und für 30–60 Minuten beobachten, dann den Lokalbefund kontrollieren.
Vor passiver Immunglobulingabe, wenn eine i.m. Injektion unvermeidlich ist, sollte eine Faktor-Substitution erfolgen.
Hepatitis B kann sogar intradermal geimpft werden (mit 10% der Normaldosis).

Hauterkrankungen

Ekzeme, andere Dermatosen und lokale Hauterkrankungen stellen keine Kontraindikation für Impfungen dar. Da früher die Pocken-Impfung bei Ekzemen schwere Komplikationen hervorrufen konnte, ist bis heute noch das Vorurteil anzutreffen, daß bei Hauterkrankungen nicht geimpft werden dürfe. Dies ist inzwischen überholt. Auf eine ausreichende Hautdesinfektion ist jedoch grundsätzlich zu achten.

Heimunterbringung

Personen in Sammelunterkünften sollten die normalen Impfungen entsprechend STIKO-Empfehlung erhalten. Impflücken sind gegebenenfalls zu schließen.
Ferner sind Influenza-, Hepatitis-A- und Hepatitis-B-Impfung empfohlen, da ein erhöhtes Risiko besteht (sowohl für Heimbewohner als auch für Betreuer).
Dies gilt für alle Sammelunterkünfte und Heime, ganz gleich, ob gesunde oder chronisch kranke bzw. behinderte Personen betreut werden.

Herzfehler

Normales Impfprogramm bei allen angeborenen Vitien. Bei erworbenen Herzfehlern z.B. im Rahmen von entzündlichen Erkrankungen sollte das Abklingen der aktiven Krankheitsphase abgewartet werden, ansonsten normale Impfungen.

Hühnereiweißallergie

Bei der Herstellung einiger Impfstoffe werden als Kulturmedien Hühnereier oder Bestandteile davon verwendet. Spuren dieser Kulturmedien können prinzipiell im Impfstoff auftauchen. Das Risiko einer Reaktion hängt entscheidend von der Art des Kulturmediums und der Anzahl und Effektivität der Reinigungsschritte bei der Impfstoffherstellung ab, ☞ Tab. 8.

Ferner spielt der Sensibilisierungsgrad des Patienten eine Rolle:

- Unverträglichkeit bekannt, ohne anaphylaktische oder schwere Sofortreaktion (z.B. Neurodermitis oder subjektive Symptome ohne allergologischen Nachweis).
- Unverträglichkeit im Hauttest (oder RAST > 3) nachgewiesen, aber klinisch nicht relevant.
- Klinisch relevante Hühnereiweiß-Allergie, mit Sofortreaktion und Schocksymptomatik in Anamnese.

Nur im letzteren Falle ist ernsthaft mit Impfkomplikationen zu rechnen.

Faustregel: Wer Hühnerei essen kann, ohne klinisch relevante Symptome zu bekommen, kann sich bedenkenlos impfen lassen.

Wenn trotz reeller Gefährdung geimpft werden muß, gibt es verschiedene Möglichkeiten der Impfung:

- Impfung nach vorausgehendem Pricktest mit dem Impfstoff; nicht ganz zuverlässig.
- Fraktionierte Impfung mit mehreren Injektionen, z.B. verdünntem Impfstoff, dann 10 % der Dosis, dann volle Dosis; verminderte Akzeptanz.
- HDC-Vakzine (z.B. Triviraten Berna® für die MMR-Impfung): juristisches Problem, da in BRD nicht zugelassen (☞ Kap. Rechtliche Grundlagen, S.148), und Problem der Kühlkette, da aus der Schweiz zu importieren.

- Normale Impfung und Überwachung über mindestens 60 min, mit abschließender Kontrolle.

Das zuletzt genannte Vorgehen ist am sinnvollsten. Alles Notwendige für eine Schocktherapie bereithalten!

Tab. 8: Impfstoffe, die Spuren von Hühnereiweiß enthalten können

Impfstoff	Herstellung	Risiko
Masern	Hühnerfibroblasten d. h. Zellkulturen, die keine kompletten Eibestandteile enthalten. Daher keine Eibestandteile im Impfstoff nachweisbar.	extrem gering
Mumps	Wie Masern	extrem gering
FSME	Herstellung auf Hühnerfibroblasten, ähnlich wie bei Masern. Durch Inaktivierung des Virus sind weitere, bei Lebendimpfstoffen nicht mögliche Reinigungsschritte durchführbar, so daß im Fertigimpfstoff keine Fremdproteine mehr nachzuweisen sind.	extrem gering
Tollwut	Wie FSME (PCEC-Vakzine= purified chick embryo cell)	extrem gering
Influenza	Embryonierte Hühnereier: nach 2–3 Tagen Bebrütung wird die Allantoisflüssigkeit geerntet und gereinigt. Durch Abreicherung ist Ovalbumin (und andere Proteine) in geringen Mengen im Impfstoff enthalten (< 5 µg/Dosis).	relativ gering
Gelbfieber	Infektion von 8–9 Tage alten embryonierten Hühnereiern. Virusernte durch Entnahme des Embryo am 10. bis 11. Tag. Eine Abreicherung von Hühnereiweiß bedeutet auch Abreicherung von Viren. Pro 0,5 ml Impfstoff bis zu 1,6 mg Hühnereiprotein, entsprechend bis 30 % der Trockensubstanz.	deutlich

Hydrozephalus

Wie bei Infantiler Zerebralparese, im Prinzip alle Impfungen nach Plan, auch Pertussis und MMR.

Hyposensibilisierung

Während einer laufenden Hyposensibilisierung sind Impfungen gegen Diphtherie, Tetanus, Pertussis, HiB, Mumps, Masern, Röteln, Polio, FSME und Hepatitis A/B ohne Probleme möglich. Allerdings sollten grundsätzlich 3 Tage Abstand nach der Injektion des Allergenpräparates abgewartet werden. Eine Notfallimpfung z.B. gegen Tetanus oder Tollwut kann immer erfolgen.

Nach einer Totimpfstoff-/Toxoid-Impfung kann die Hyposensibilisierung nach einer Woche Abstand fortgesetzt werden. Nach Lebendimpfungen sollte mindestens 2 Wochen abgewartet werden, um nicht die nachfolgende Allergeninjektion auf dem Höhepunkt der Immunreaktion vorzunehmen.

Seltene Impfungen und Reiseimpfungen sollten möglichst nicht mit einer spezifischen Hyposensibilisierung kombiniert werden.

Auffrischungen gegen Diphtherie und Tetanus sind auch während der Steigerungsphase der Therapie unbedenklich. Ansonsten sollte man lieber erst während der Erhaltungsphase impfen, zumal dann auch die Abstände leichter eingehalten werden können.

Immundefekte

Angeborene Immundefekte: Eine sehr heterogene Gruppe von Störungen. Ohne weitere Abklärung sind Impfungen bei Immundefizienz grundsätzlich kontraindiziert. Besonders problematisch war die BCG-Impfung.

Zusätzliche Impfung: Pneumokokken.

Prinzipiell gilt: Totimpfstoffe sind relativ unproblematisch, evtl. unwirksam, Lebendimpfstoffe sind potentiell gefährlich.

Die besonderen Gesichtspunkte der wichtigsten Immundefektklassen sind:

- IgA-Mangel: Alle Impfungen mit Totimpfstoffen und parenteralen Lebendimpfstoffen nach Plan, da kein Einfluß auf Immunogenität oder Nebenwirkungen besteht. Bei Polio sollte immer die parenterale Impfung (IPV) durchgeführt werden. Die meisten Patienten mit IgA-Mangel sind allerdings nicht diagnostiziert und wurden in der Vergangenheit offenbar komplikationslos mit Polio oral immunisiert, wobei damit nichts über die Sicherheit des Impfschutzes gesagt ist.
- IgG-Subklassen-Mangel: Es handelt sich um relativ häufige, aber sehr heterogene Defekte teils ohne klinische Relevanz. Bei isoliertem IgG4-Mangel: normale Impfungen ohne Einschränkung. IgG2-Mangel: Es besteht eine erhöhte Gefährdung durch HiB-Erkrankungen. Da die Immunogenese schlechter ist, sollte gera-

de dieser Titer kontrolliert und ggf. nachgeimpft werden. Prinzipiell sollten bei solchen Patienten die Totimpfstoff-/Toxoid-Impfungen nach Plan vorgenommen werden mit nachfolgender Titerkontrolle. Wird eine normale Immunität aufgebaut, sind Impfungen mit Lebendimpfstoffen möglich.

- Agammaglobulinämie: Totimpfstoff-/Toxoid-Impfungen sind sinnlos, da keine Antikörper gebildet werden. Bei Impfungen mit Lebendimpfstoffen ist der Patient gefährdet, also **absolute Kontraindikation!** *Auch bei Kontaktpersonen keine Impfungen mit oralen Lebendimpfstoffen (Polio oral und andere)!*
- Schwerer kombinierter Immundefekt (SCID) und zelluläre Defekte: Keine Lebendimpfungen! Der Patient ist massiv gefährdet. Tödliche Verläufe durch BCG kommen ebenso vor wie schwere Polioerkrankungen durch Schluckimpfung (*auch keine Kontaktpersonen impfen!*). Totimpfstoff-/Toxoid-Impfungen sind bei einigen dieser Defekte möglich, zumindest nicht gefährlich, aber meist unwirksam und somit unsinnig.

Erworbene Immundefekte: ☞ AIDS.

Immunglobulingabe und nachfolgende Impfung

Siehe auch Transfusion.

Impfungen mit Totimpfstoffen können prinzipiell durchgeführt werden (es wird trotzdem eine ausreichende Immunogenese erreicht).

Bei Lebendimpfstoffen ist ein mehrmonatiger Abstand zur Immunglobulingabe nötig, da die Impferreger durch eventuell vorhandene Antikörper abgefangen werden und so keine Immunität entstehen kann.

Bei „normaler" Dosis (bis 0,4 g/kg i. v.) von Standard-Immunglobulin reichen drei Monate Abstand bis zur nächsten Lebendimpfung.

Ausnahmen: orale Lebendimpfstoffe (Cholera, Typhus) können trotzdem gegeben werden.

Bei sehr hoher Dosis (z. B. 2 g/kg bei Kawasaki-Syndrom) sollte bis zu 6 Monate abgewartet werden.

Cave: Auch spezifische Immunglobuline, z. B. Tetanus-IG, enthalten geringe Mengen anderer Immunglobuline. Daher ist auch hier ein Sicherheitsabstand sinnvoll.

Sonderproblem: Anti-D-Prophylaxe und Röteln-Impfung können gleichzeitig indiziert sein. Hier sollte der Röteln-Impftiter nach 2–3 Monaten kontrolliert werden, um den Impferfolg zu dokumentieren.

Immunsuppression

Sind immunologische Funktionen ganz oder teilweise durch medikamentöse Intervention ausgeschaltet, dann heißt dies noch nicht, daß gar keine Immunantwort mehr stattfinden kann. Andererseits bedeutet es jedoch, daß eine reguläre Abwehr gegenüber lebensfähigen Erregern nicht immer aufgebaut werden kann.

- Steroidtherapie (systemisch): unter 2 Wo. bzw. geringe Dosis (< 1 mg/kg KG/d Prednison) bzw. alternierend: keine Einschränkung. Langzeittherapie (> 2 Wo., ≥ 2 mg/kg KG/d Prednison): keine Lebendimpfstoffe; bei Totimpstoff-/Toxoid-Impfung werden schlechtere Titer aufgebaut, besonders bei der Erstimpfung. Daher Titerkontrollen. Auffrischungen sind meist unproblematisch. Niedrig dosierte inhalative oder topische Kortikosteroide sind unerheblich.
- Ciclosporin: Wegen der spezifischen Wirkung auf T-Zellen keine Lebendimpfstoffe, vor allem auch keine Polio oral, auch nicht bei Kontaktpersonen.
- Zytostatische (Langzeit-) Therapie: Alle Totimpstoff-/Toxoid-Impfungen sind möglich, aber mit Titerkontrolle. Impfungen mit Lebendimpfstoffen sollten möglichst bis zum Ende der Therapie verschoben werden (Ausnahme: Varizellen-Impfung bei Kindern mit Leukose, aber auch diese Impfung möglichst während der Remission). Polio sollte parenteral (IPV) geimpft werden, *auch bei Kontaktpersonen*!
- Da praktisch alle immunsupprimierten Patienten häufig in Kliniken/Ambulanzen sind und transfundiert werden, ist eine Hepatitis-A- und B-Impfung anzuraten; unbedingt anschließende Titerkontrolle.

Infantile Zerebralparese (ICP)/Schwerbehinderte

Kinder (und Erwachsene) mit schwerer hirnorganischer Störung haben einen Anspruch auf denselben Impfschutz wie Gesunde. Sie sind sogar durch einige Infektionen vermehrt gefährdet. Alle Impfungen sollten nach Plan vorgenommen werden. Ggf. ist die Pertussis-Impfung (mit azellulärem Pertussis-Impfstoff) nachzuholen, auch nach dem Kleinkindesalter.

Bei Heimunterbringung gibt es einige Besonderheiten:
- Polio nur als IPV (parenteral) impfen.
- Hepatitis-A- und -B-Impfung vornehmen.
- Regelmäßige Influenza-Impfung.

Infektionen, akute, unmittelbar nach Impfung

Leichtere Infekte, z.B. Schnupfen, Bronchitis ohne wesentliches Fieber, Harnwegsinfekte etc. haben keinen Einfluß auf den Impferfolg auch bei Lebendimpfstoffen.
- Totimpfstoffe: Impfungen brauchen nicht wiederholt werden, wenn kurz nach der Impfung eine akute Infektion auftritt (z.B. Varizellen). Der Impferfolg ist nicht gefährdet.
- Lebendimpfstoffe: Impfungen können durch Interferenz der akuten Erkrankung (z.B. Varizellen wenige Tage nach MMR-Impfung) unwirksam sein bzw. nur einen unvollständigen Schutz bewirken. Daher nach einem Jahr ohne vorherige Titerkontrolle nachimpfen.

Knochenmarkstransplantation

Nach heterologer Knochenmarkstransplantation (KMT) hat der Patient ein neues Immunsystem. Auch nach autologer KMT können einzelne immunologische Funktionen verlorengehen.

Prinzipiell sollten nach KMT die Impftiter bestimmt werden, zum einen zur Bestandsaufnahme, zum anderen auch zur Funktionsdiagnostik.

Mit dem aktiven Impfprogramm sollte nach frühestens zwei Jahren begonnen werden, wenn keine (wesentliche) Immunsuppression mehr nötig ist und die Gefahr der akuten Abstoßung nicht mehr besteht. Zunächst werden die Totimpfstoff-/Toxoid-Impfungen vorgenommen und der Erfolg durch Titerkontrollen dokumentiert. Bei normalem Titeranstieg können die Impfungen mit Lebendimpfstoffen angeschlossen werden, aber nicht BCG!

Kortison

☞ Immunsuppression.

Komplementdefekte

☞ Immundefekte.

Lebererkrankung, chronische

Prinzipiell alle Impfungen nach Plan möglich. Bei Gerinnungsstörung keine i.m. Injektionen bzw. Normalisierung abwarten oder durch Faktorensubstitution herbeiführen.

Bei biliärer Zirrhose oder anderen nichtinfektiösen Lebererkrankungen sind Hepatitis-A- und Hepatitis-B-Impfung indiziert. Bei einigen Erkrankungen ist mit schlechterer Immunogenität zu rechnen, daher Titerkontrolle.

Eine neonatale Hyperbilirubinämie gleich welcher Ursache ist keine Kontraindikation für Impfungen!

Leukämie und maligne Erkrankungen

Es existieren keine einheitlichen Empfehlungen. Sinnvoll ist:

- Kontrolle der Impftiter nach der Akutphase der Chemotherapie, wenn sich die B-Zell-Funktion wieder erholt hat.
- Aufstellung eines gezielten Impfplans.
- Beginn der Impfungen mit Totimpfstoffen 6 Monate nach Ende der Hochdosis-Chemotherapie.
- Wenn diese Impfungen vertragen wurden und gute Titer aufgebaut wurde, anschließend die ausstehenden Impfungen mit Lebendimpfstoffen vornehmen.
- Die Einstellung zur Varizellen-Impfung ist in den einzelnen Zentren sehr unterschiedlich. Prinzipiell sollten Patienten, vor allem Kinder, mit malignen Erkrankungen einen Varizellenschutz haben.

Mukoviszidose

Normaler Impfplan. Pertussis ist besonders wichtig, daher ggf. nachholen, auch bei älteren Kindern oder sogar Erwachsenen. Ansonsten zusätzlich:

- Influenza-Impfung jährlich

- Pneumokokken-Impfung
- Pseudomonas-Impfung ist in klinischer Prüfung
- (Staphylokokken-Vakzine im experimentellen Stadium).

Multiple Sklerose (Encephalomyelitis disseminata)

Bisher gibt es keine eindeutigen Hinweise, daß die MS durch Impfungen ausgelöst oder aktiviert werden kann. Natürlich können Erkrankungsschübe in zeitlichem Zusammenhang mit Impfungen auftreten. Die indizierten Impfungen können und sollen bei Patienten mit MS durchgeführt werden, wobei man möglichst eine stabile Krankheitsphase abwarten sollte, wenn dies von der Impfindikation her möglich ist. Die Influenza-Impfung ist grundsätzlich indiziert, eine Auslösung von Schüben nach Influenza-Impfung ist nicht bekannt.

Muskelerkrankungen

Genetisch bedingte neuromuskuläre Erkrankungen sind eine heterogene Gruppe verschiedener Störungen. Prinzipiell ist ein normaler Impfplan anzuwenden, mit einigen Besonderheiten:
- Prinzipiell sind i. m. Injektionen möglich, soweit die Muskelmasse ausreichend ist. Eine zusätzliche Schädigung durch die (wenigen) i. m. Injektionen ist nicht bekannt.
- Bei Heimunterbringung ist an Hepatitis-A- und B-Impfung zu denken.

Narkose

☞ Operationen.

Nephrologische Erkrankungen

Prinzipiell normales Impfprogramm. Bei Glomerulonephritis wird eine Pause von 3 Monaten nach dem letzten pathologischen Urinbefund empfohlen.
Bei Autoimmunerkrankungen Impfungen je nach Therapie (☞ Immunsuppression).

Nephrotisches Syndrom

Normaler Impfplan. Allerdings sollte eine stabile Krankheitsphase abgewartet werden, und auch eine immunsuppressive Therapie sollte möglichst abgesetzt oder nur noch niedrig dosiert sein. Es besteht eine besondere Gefährdung für invasive HiB-Erkrankungen, daher Impfung bei Bedarf bis zum 8. Lebensjahr nachholen.

Über den Impfplan hinaus:

- Hepatitis-B-Impfung (wegen schlechter Immunogenität Titer-kontrolle, wenn nötig, Nachimpfung mit erhöhter Dosis).
- Varizellen-Impfung, wenn noch keine Immunität besteht.

Neurodegenerative Erkrankungen

Normaler Impfplan, zusätzlich (wegen häufiger Heimunterbringung) Hepatitis-A- und B-Impfung.

Bei einigen sehr seltenen Erkrankungen können besondere Gesichtspunkte bezüglich Impfplan und Injektionstechnik bestehen, daher ggf. Rücksprache mit betreuender Spezialambulanz.

Neurodermitis

Normaler Impfplan! Weil früher die Pocken-Impfung kontraindiziert war, hält sich bei manchen Ärzten immer noch die Meinung, Kinder mit Ekzem dürften nicht geimpft werden. Das ist falsch. Pertussis-Impfung wegen der Asthmagefährdung sogar besonders wichtig.

Es sollte nach Möglichkeit eine stabile Krankheitsphase abgewartet werden.

Bei sehr heftigen Ekzemschüben nach der Grundimmunisierung evtl. Diphtherie- und Tetanus-Titer bestimmen und gezielt nachimpfen. In einigen Fällen besteht eine besonders starke Diphtherie-Reaktion bei schlechter Immunogenese gegen Tetanus.

Nierentransplantation

☞ Transplantation.

Operationen

Die Frage des Impfabstandes stellt sich nur, wenn OP-Zeitpunkt und Impfzeitpunkt frei wählbar sind.

Impfung vor der OP/Narkose:

- Bei Totimpfstoff-/Toxoid-Impfungen ist kein Abstand nötig.
- Durch Impfung mit Lebendimpfstoffen kann es zum Abfall der

T4-Zellen kommen, daher sollte bei elektiven Eingriffen ein Abstand von mindestens zwei Wochen bis zur OP eingehalten werden.
- Nach oraler Polio-Impfung wird ein Abstand von (4 bis) 8 Wochen vorgeschlagen, da die Impfviren ausgeschieden werden und auf diese Weise unnötig OP und Station kontaminiert werden können.

Impfung nach OP/Narkose:

Alle Impfungen sollten möglichst erst dann erfolgen, wenn die Wundheilung abgeschlossen ist bzw. die unmittelbaren OP-Folgen vollständig abgeklungen sind.

Rheumatische Erkrankungen

Alle Impfungen nur nach Abwägung des Nutzens. Aktivierung der Erkrankung durch Impfungen ist prinzipiell möglich. Eventuell kann man sich durch Titerkontrollen behelfen. Bei entsprechender Indikation sind alle Impfungen möglich.

Cave: Immunsuppression z.B. durch Indometacin, also evtl. Kontraindikation für Lebendimpfstoffe.

Schwangerschaft

☞ S. 170f., Schwangerschaft und Stillzeit.

Shwachman-Syndrom

Impfung nach Plan. Auch eine passagere Granulozytopenie stellt keine Kontraindikation für Impfungen dar.

Stillzeit

☞ S. 170f., Schwangerschaft und Stillzeit.

Stoffwechseldefekte

Prinzipiell normaler Impfplan. Angeborene Stoffwechseldefekte sind extrem heterogen bezüglich ihrer Auswirkungen (auch auf das Immunsystem). Daher ist im Einzelfall mit der betreuenden Spezialambulanz Rücksprache zu nehmen. Da bei einigen Stoffwechseldefekten metabolische Entgleisungen durch Infekte vorkommen (z.B. bei Propionazidämie), ist mit gleichartigen Reaktionen auch bei Impfungen zu rechnen.

Transfusion

Bei einer Vollblut-Transfusion werden auch Antikörper (☞ Immunglobuline) übertragen, so daß in den nächsten drei Monaten keine Impfung mit Lebendimpfstoff vorgenommen werden sollte (Ausnahme orale Impfstoffe), da eine sichere Immunantwort nicht gewährleistet ist.

Erfolgt in den ersten Tagen *nach* einer Lebendimpfung (z.B. MMR) eine Transfusion z.B. im Rahmen eines Unfalls, so sollte nach 3 Monaten nachgeimpft werden (vorherige Titerkontrolle nicht nötig).

Transplantation

Eine Organ- oder Knochenmarkstransplantation ist für sich allein keine Kontraindikation für Impfungen. In der Regel stellt die begleitende Immunsuppression den entscheidenden limitierenden Faktor dar. Die Impfstrategie richtet sich also nach der Intensität und Art der immunsuppressiven Therapie (s. dort).

Viruserkrankungen

☞ Infektionen, akute.

Die Beratung vor Fernreisen stellt angesichts zunehmender Reiselust gerade auch älterer Menschen einen immer häufiger werdenden Konsultationsanlaß dar. Qualifizierte und individuelle Beratung hilft Probleme auf Reisen zu vermeiden; gleichzeitig ergibt sich die Möglichkeit, bestehende Impflücken zu schließen und Patienten an die Praxis zu binden.

Einige Patienten haben bereits im Vorfeld Informationen von mehr oder weniger verläßlichen Beratungsstellen oder Tropeninstituten eingeholt. Der beratende Arzt sollte diese manchmal pauschaliert gegebenen Empfehlungen jedoch kritisch überprüfen und an die individuellen Vorgaben des Patienten anpassen. Wichtige Informationen können z. B. aus den regelmäßigen Veröffentlichungen der WHO gewonnen werden (Adresse ☞ S. 207).

Anamnese

- Reiseziel, -zeit, -dauer.
- Art der Reise (Studienreise, Aktivurlaub, Pauschalreise, Clubaufenthalt, Trekking).
- Impfanamnese.
- Chronische, akute Erkrankungen, Dauermedikamente (auch Kontrazeptiva!).
- Allergien und Unverträglichkeiten.

Allgemeine Beratung

- Verhaltensempfehlung zur Vermeidung und Behandlung der Reisediarrhö.
- Prophylaxe von Insektenstichen.
- Umgang mit kleinen Verletzungen.
- Prophylaxe der Reisekrankheit (Seekrankheit).

Spezielle Beratung

Reisetauglichkeit bei Vorliegen schwerer Grunderkrankungen: Grundsätzlich sollten alle Patienten mit schweren Grunderkrankungen im Besitz eines Europäischen Notfallausweises o. ä. sein, in dem Art und Dauer der Erkrankung wie auch die aktuelle Medikation vermerkt sind. Ein solcher Ausweis bietet auch Platz für die Eintragung von Allergien und Risikofaktoren.

Fernreisen

- Koronare Herzkrankheit, Zustand nach Myokardinfarkt, Herzinsuffizienz: Bei Flugreisen fällt durch Absenken des Kabinendrucks auf ca. 2000 bis 3000 m über Meereshöhe die arterielle Sauerstoffsättigung um ca. 5–8 %, womit bei chronisch Herz- oder Lungenkranken Dyspnoe oder ein akutes Linksherzversagen ausgelöst werden kann. Es verbietet sich die Flugreise bei:
  - Herzinsuffizienz NYHA Stadium III-IV.
  - Instabiler Angina pectoris.
  - In den ersten 3 Monaten nach Myokardinfarkt.
  - Bei permanenter oder häufiger Sauerstoffpflichtigkeit.
  - In Einzelfällen kann wegen eines dringend notwendigen Fluges durch einen Fliegerarzt eine Untersuchung durchgeführt werden, um eine Unbedenklichkeit zu attestieren.
- Asthma bronchiale: Im Normalfall keine erhöhte Gefährdung bei stabilem und gut eingestelltem Asthma bronchiale. Selbstverständlich sollte die Akutmedikation (Beta-Mimetika) griffbereit sein. Die Patienten sollten zufriedenstellend mit langwirksamen Beta-Mimetika und inhalativen Kortikoiden eingestellt sein. Bei permanenter oder häufiger Sauerstoffpflichtigkeit ist eine Flugreisetauglichkeit nicht gegeben. Die Mitnahme von Sauerstoffflaschen wird im allgemeinen nicht gestattet. An Bord des Flugzeugs kann jedoch Sauerstoff verabreicht werden. Eine vorzeitige Information der Fluggesellschaft ist nötig.
- Diabetes mellitus: Mahlzeiten möglichst frühzeitig (am Tag der Abreise) auf den Rhythmus des Ankunftslandes umstellen.
  - **Nicht-insulinpflichtige Diabetiker:** Medikamente zu den gewohnten Tageszeiten (allerdings Lokalzeit) einnehmen. Keine schweren Speisen, während des Fluges möglichst viel Bewegung.
  - **Insulinpflichtige Diabetiker:** Häufige Blutzuckermessungen während der ersten 48 Stunden nach Abreise; bei Flügen nach **Westen** Insulindosis um 3 % je Stunde Zeitverschiebung **erhöhen**, nach **Osten** um 3 % je Stunde Zeitverschiebung **erniedrigen**.
- Epilepsie: Flugreise (s. o.), Zeitumstellung, interkurrente Erkrankungen (insbesondere Diarrhö mit unsicherer Medikamentenresorption) stellen zusätzliche Risiken dar. Grundsätzlich sollte das

Anfallsleiden medikamentös stabil eingestellt sein (keine Anfälle in den letzten 4 Monaten).
– Reisen mit Zeitverschiebung **nach Osten:** Medikamente zu den üblichen Uhrzeiten einnehmen (Ortszeit).
– Reisen mit Zeitverschiebung **nach Westen:** eine zusätzliche Dosis einschieben, dann Einnahme zu den üblichen Tageszeiten.
• Schwangerschaft: eine Flugtauglichkeit ist im allgemeinen bis zum 7. Schwangerschaftsmonat gegeben, sofern keine Risiko-schwangerschaft vorliegt und dies vom behandelnden Gynäkologen oder Hausarzt bescheinigt wird. Jenseits des 7. Monats nimmt kaum eine Fluggesellschaft eine Schwangere zur Beförderung an.

Impfberatung und -plan, Malariaprophylaxe

• Zusammenstellung eines individuellen Impfplans (Muster ☞ Abb. 9). Gelbfieber-Impfung und Impfabstände berücksichtigen!
• Eintrag der erforderlichen Impfungen zusätzlich im Impfpass (Bleistift).
• Auf gesondertem Merkblatt Tips zur nichtmedikamentösen Malariaprophylaxe (☞ S. 202, 203) und genaue Anleitung zur Einnahme der verordneten Prophylaktika. Hinweis auf Verhalten im Fall des Auftretens möglicher Nebenwirkungen sowie von Malariasymptomen.
• Auswahl der Malariaprophylaktika gemäß den Empfehlungen der WHO, die je nach Resistenzlage der Plasmodien jährlich aktualisiert werden. Dosierung der Prophylaktika und WHO-Empfehlung ☞ Kap. Malaria-Prophylaxe, S. 204 ff.
• Zeitdauer der Einnahme der Malariaprophylaxe nach Rückkehr unterschiedlich je nach Präparat. Chloroquin und Mefloquin: 4 Wochen. Proguanil: 2 Wochen.

Reiseapotheke

Zusätzlich zu einem ausreichenden Vorrat von Dauermedikamenten, Kontrazeptiva und der medikamentösen Malariaprophylaxe kann etwa folgende Ausstattung der persönlichen Reiseapotheke empfohlen werden:
• Wundschnellverband, Heftpflaster, Mullbinde, elastische Binde, Verbandschere, Splitterpinzette, Fieberthermometer.

Fernreisen

- Wunddesinfektionsmittel (z. B. Mercurochrom® oder Polyvidon-Jod, z. B. Traumasept®).
- Analgetika (z. B. Paracetamol oder ASS).
- Insekten-Repellentien (z. B. Autan®).
- Antihistamin-Gel (z. B. Fenistil®, Soventol®).
- Pulver zur Herstellung einer Elektrolytlösung bei Diarrhö (z. B. Santalyt®, Elotrans®, Oral-Pädon®).
- Loperamid (z. B. Imodium®, Loperrhoe®).
- Augentropfen gegen Reizzustände (z. B. Yxin®).
- Evtl. Cotrimoxazol für den Fall anhaltender, fieberhafter Diarrhö.
- Wenn absehbar nötig: Dimenhydrinat-Tabletten oder -Kaugummi gegen See-/Reisekrankheit (z. B. Vomacur®) oder Scopolamin-Pflaster (Scopoderm TTS®).
- Silbertabletten zur Trinkwasserdesinfektion (Rucksackreisende).
- Kondome (sicher ist sicher …).

Die Mitgabe von sterilen Kanülen und Spritzen ist wenig sinnvoll, da die sterile Verpackung längere Reisen und vor allem Rucksacktourismus nicht ohne Schaden übersteht. Je nach Reiseland kann das Mitführen solcher Utensilien auch zu folgenschweren Mißverständnissen auf Seite der Einreisebehörden führen.

Abrechnung

Beratungen aus Anlaß von Urlaubs- oder Berufsreisen sind nicht Bestandteil der Leistungspflicht der Gesetzlichen Krankenversicherung. Beratung wie Impfungen müssen deshalb privat verrechnet werden. Verordnungen für eine „Reiseapotheke" dürfen nicht zu Lasten der gesetzlichen Krankenkasse erfolgen, sondern auf Privatrezept. Darüber muß der Patient **vor** der Beratung durch die Arzthelferin oder den Arzt aufgeklärt werden.

Abrechnungsvorschläge:

- Beratung: Ziff. 1 oder 3 GOÄ.
- Untersuchung: Ziff. 5, 6, 7 oder 8 GOÄ.
- Impfung aus Anlaß der Fernreise: Ziff. 375 (Injektionsimpfung) und/oder 376 (Schluckimpfung).
- Bei außergewöhnlichem Zeitaufwand kann der erhöhte Steigerungsfaktor bis 3,5 ohne vorherige schriftliche Vereinbarung angesetzt werden.

Dr. med. Muntermacher
Arzt für Allgemeinmedizin
Schöne Str. 1
12345 Blumenhaus
Telefon: 0123 / 123456

Impfplan für:
....
....

Vor Ihrer geplanten Reise nach:...

vom.........................bis zum...

empfehlen wir Ihnen, folgende Impfungen durchführen zu lassen:

	Impftermine:
☐ **Tetanus**	
☐ **Diphterie**	
☐ **Poliomyelitis***	
☐ **Typhus***	
☐ **Hepatitis A aktiv*** *oder*	
☐ **Hepatitis A passiv (Immunglobulin)***	
☐ **Hepatitis B aktiv**	
☐ **Gelbfieber***	
☐ **Cholera***	
☐ **Meningoenzephalitis***	
☐ **FSME (Zecken-Hirnhautentzündung)**	
☐ **Tollwut***	

* Diese Impfungen werden nicht von der Krankenkasse erstattet

Abb. 9a: Muster für einen individuellen Impfplan bei Fernreisen.

Fernreisen

Zur Malariaprophylaxe

Eine Malaria-Prophylaxe sollte nur dann durchgeführt werden, wenn dies aufgrund der Malaria-Gefährdung im geplanten Reiseland erforderlich ist. Die Gefährdung ist abhängig von der Reisezeit (Trocken- oder Regenzeit) und der Häufigkeit bisher bekanntgewordener Stämme des Malariaerregers, die gegen die Medikamente resistent oder teilweise resistent geworden sind. Für verschiedene Länder können unterschiedliche Prophylaxe-Medikamente notwendig sein.

Für Ihr Reiseziel empfehlen wir zur medikamentösen Prophylaxe
- Chloroquin (z.B. Weimerquin® oder Resochin®)
- Chloroquin mit Proguanil (Paludrine®)
- Mefloquin (Lariam®).

Die medikamentöse Prophylaxe schützt jedoch nur vor dem **Ausbruch** der durch den Stich der Anopheles-Mücke übertragbaren Krankheit; die **Infektion** selber kann nur durch den Schutz vor Mücken vermieden werden. Deshalb beachten Sie bitte, daß Sie in den Zeiten der Morgen- und Abenddämmerung, in denen die Mücken besonders aktiv sind,
- sich möglichst nicht im Freien aufhalten
- oder langärmelige Bekleidung bevorzugen
- nur unter Moskitonetzen schlafen (die dicht sein sollten!)
- gegebenenfalls Mückenabwehrmittel benutzen (sog. repellants, z.B. Autan®)
- Ihre Schränke tagsüber offenlassen, da sich Mücken gerne in den dunklen Winkeln verstecken.

Als zusätzliche Sicherheit können wir Ihnen ein Medikament verordnen, das zur Malaria**behandlung** verwendet wird, falls Sie

Abb. 9b: Merkblatt zur Malariaprophylaxe als Bestandteil der Fernreise-beratung. Tip: Auf Rückseite des Fernreiseimpfplans kopieren. Einzelheiten zur Malariaprophylaxe siehe nächstes Kapitel.

- frühestens fünf Tage nach Einreise in malariagefährdete Gebiete ein Fieber mit Schüttelfrösten, evtl. heftigen Fieberspitzen, Kopfweh und Gliederschmerzen entwickeln
UND
- nicht innerhalb von 24 Stunden einen Arzt oder ein Krankenhaus zur Diagnosestellung aufsuchen können.

Zur medikamentösen Malariaprophylaxe nehmen Sie
- Chloroquin (z.B. Weimerquin® oder Resochin®) einmal wöchentlich je zwei Tabletten, beginnend am Abreisetag bis vier Wochen nach Rückkehr nach Deutschland. *Nebenwirkungen* – Gelegentlich: Magenschmerzen, Übelkeit, Erbrechen, Schwindel, Kopfschmerz, Unruhe. Selten: Gefühlsstörungen, Hautausschläge, Juckreiz, Ablagerungen an der Hornhaut, Netzhautschäden. Sehr selten: Blutdruckabfall, Änderung der Leberwerte, Blutbildveränderungen. *Geeignet in Schwangerschaft und Stillzeit.*
- Proquanil (Paludrine®) je 1 Tablette morgens und abends vom Abreisetag bis zwei Wochen nach Rückkehr. Nebenwirkungen – Selten: leichte Verdauungsstörungen, Mundschleimhautveränderungen, Juckreiz, Hautausschläge. Sehr selten: Haarausfall, Blutbildveränderungen. *Geeignet in Schwangerschaft und Stillzeit.*
- Mefloquin (Lariam®) einmal wöchentlich eine Tablette, beginnend am Abreisetag bis vier Wochen nach Rückkehr. *Nicht geeignet in Schwangerschaft und Stillzeit, bei Krampfleiden und psychischen Erkrankungen, für Gerätetaucher, Bergsteiger, Flieger, LKW-/Bus-/Zugfahrer.* Nebenwirkungen – Häufig: Schwindel, Benommenheit, Konzentrationsschwäche. Gelegentlich: Kopf- und Gliederschmerzen, Schwächegefühl, Gleichgewichts-störungen. Selten: Sehstörungen, Gefühlsstörungen, Angstzustände, Halluzinationen.

Wir wünschen Ihnen eine gute Reise und eine gesunde Rückkehr.

Steckbrief

In subtropischen und tropischen Gegenden endemische Erkrankung, ausgelöst durch *Plasmodium*-Parasiten. Vier menschenpathogene Erreger:

- *Plasmodium falciparum* (Malaria tropica)
- *Plasmodium ovale* (Malaria tertiana)
- *Plasmodium vivax* (Malaria tertiana)
- *Plasmodium malariae* (Malaria quartana).

Die Infektion erfolgt durch den Stich geschlechtsfähiger Weibchen der Mückengattung *Anopheles*. Die Mücken sind vorwiegend – jedoch nicht ausschließlich(!) – während der Dämmerung und am frühen Abend aktiv. Sie übertragen die infektiösen Sporozoiten, die sich in Leberzellen zu Schizonten entwickeln. Letztere teilen sich und werden als Merozoiten in den Blutkreislauf entlassen, wo sie Erythrozyten infizieren, sich intrazellulär über das ungeschlechtliche Trophozoitenstadium zu weiteren Merozoiten vermehren und wiederum Erythrozyten infizieren (☞ Abb. 10). Der Erythrozytenzerfall bei Freisetzung der Merozoiten ist Ursache für die Fieberschübe. Er erfolgt bei Malaria tertiana und quartana synchron, daher das typische Zwei- bzw. Dreitagefieber. Bei der Malaria tropica meist keine Synchronisierung, wodurch der Fieberverlauf völlig unregelmäßig oder kaum ausgeprägt sein kann.

Das intrazelluläre Wachstum der Merozoiten führt zu Änderungen der Erythrozytenform und -oberfläche (eingeschränkte Verformbarkeit, erhöhte Antigenität, verkürzte Lebenszeit, Endothelaffinität), die gerade bei Malaria tropica schwere Verlaufsformen mit disseminierter intravasaler Koagulation, Septikämie oder massiver Hämolyse (zerebrale Malaria, Schwarzwasserfieber) verursachen.

In Deutschland werden jährlich 900 bis 1000 importierte Malaria-Erkrankungen behandelt, davon enden zwischen 1 und 3 % tödlich. Die meisten dieser Erkrankungen wären mit einer konsequenten Expositions- und Chemoprophylaxe vermeidbar.

Bei Malaria tertiana und quartana sind Spätrezidive auch noch nach Jahren trotz ordnungsgemäßer Prophylaxe möglich (Überdauern der Sporozoiten in den Leberzellen als Hypnozoiten).

Inkubationszeit mindestens 7 Tage (Stich bis erste Krankheitser-

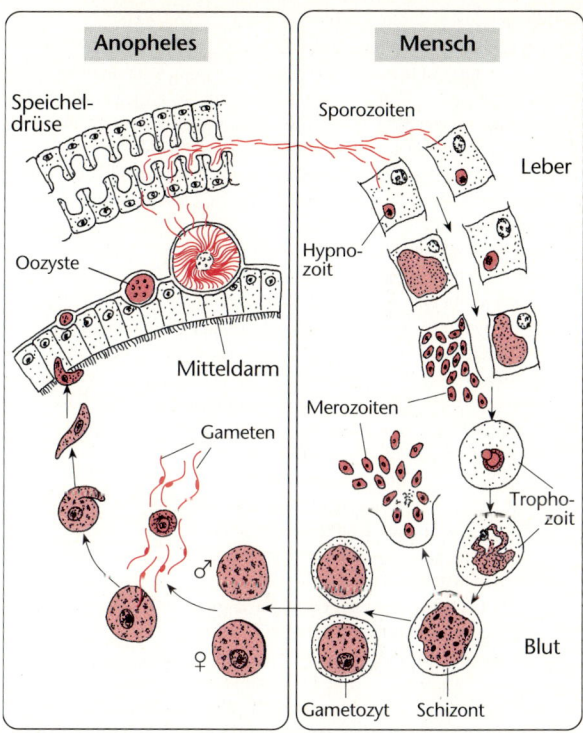

Abb. 10: Malariaerreger-Zyklus von *Plasmodium vivax*. Nach Brandis et al.: Lehrbuch der Medizinischen Mikrobiologie. Stuttgart: Fischer 1994.

scheinungen) bei der M. tropica; 12 bis 40 Tage bei der M. tertiana bzw. quartana. Symptomatik vielgestaltig: Fieber, Schüttelfröste, Kopfschmerz, Myalgien, Bewußtseinstrübung. Ein Ausschlag gehört **nicht** zum Symptomenkomplex der Malaria!

Malaria

Malaria-Prophylaxe

Diagnose

- Das Wichtigste ist das „daran denken"!
- Bei Fieber unklarer Ursache muß, wenn ein Aufenthalt in malariagefährdeten Gebieten vorangegangen ist, auch bei regelrecht durchgeführter Prophylaxe eine Malaria zunächst angenommen und mit Sicherheit ausgeschlossen werden. (Wenn es sich um Gebiete handelte, in denen Plasmodium vivax, ovale oder malariae vorkommt, auch an mehrere Jahre zurückliegende Aufenthalte denken.)
- Bei Verdacht auf Malaria sofort dicken Tropfen und dicken Ausstrich („thick film") zur Giemsa-Färbung anfertigen, zusätzlich konventioneller dünner Ausstrich zur Parasitendifferenzierung und quantitativen Bestimmung. Optimaler Zeitpunkt zur Blutentnahme ist der Fieberanstieg, bei Verdacht sollte jedoch nicht gewartet werden! Im Zweifelsfall immer stationäre Einweisung, vorzugsweise in Tropeninstitut oder erfahrene Klinik. Der serologische Nachweis spielt nur bei der Abklärung chronisch Erkrankter bzw. der Nachuntersuchung von Tropenrückkehrern eine Rolle (benötigt im akuten Fall zuviel Zeit!).
- Seit kurzem ist ein Schnelltest auf zirkulierendes Plasmodien-Protein-2-Antigen erhältlich (Malaquick®, Parasight F®, in Deutschland derzeit noch nicht zugelassen). Dieser Test erlaubt eine technisch einfach durchzuführende, hochsensitive, aber nur leidlich spezifische Schnelldiagnose einer Plasmodium-falciparum-Infektion aus einem Tropfen Kapillarblut. Er soll Reisenden, die auf Grund ihrer Reiseart oder ihres Aufenthaltsortes keine Möglichkeit haben, schnell medizinische Hilfe aufzusuchen, die selbstständige Diagnose einer Malaria-tropica-Infektion erlauben. Der Test darf nicht als Ersatz des klassischen Plasmodiennachweises in der Praxis verwendet werden. Negative Ergebnisse können das Vorliegen einer Malariainfektion nicht ausschließen, da die drei anderen Plasmodienarten nicht erfaßt werden!

Indikation zur Prophylaxe

Alle Reisende in Länder mit aktuellem Malariarisiko, auch bei nur sehr kurzem Aufenthalt (☞ auch Abb. 9b, S. 202–203; Abb. 11–13, S. 208–210).

Expositionsprophylaxe:

- Meidung von Orten mit hoher Mückendichte (Nähe von Tümpeln, Ufersäumen, stehenden Gewässern).
- Verwendung von intakten Moskitonetzen bei Nacht.
- Während der Dämmerung möglichst innerhalb des Hauses bleiben, Tragen von Kleidung mit langen Ärmeln und Beinen.

Mückenabwehr mit Repellents (z.B. Autan®, Pellit®, **cave:** Wirkdauer nur etwa 1 bis 2 Stunden), Räucherspiralen („mosquito coils") oder anderen lokal erhältlichen Insektiziden.

Chemoprophylaxe: Art der Prophylaxe gemäß den jährlich aktualisierten Empfehlungen der WHO (☞ Abb. 11–13; aktuelle Information: WHO, CH 1211 Genf 27; im Internet über http://www.who.org.). Die Empfehlungen gelten nur für Reisen in malariagefährdete Gebiete von bis zu 1 Monat Dauer (Merkblatt ☞ S. 202, 203). Ist ein wesentlich längerer Aufenthalt geplant, sollte während des ersten Monats die hier vorgeschlagene Prophylaxe durchgeführt werden, bis vor Ort von einer erfahrenen Institution individueller Rat geholt werden kann.

Länder der Gefährdungsklasse A

Geringes Risiko, keine *Plasmodium falciparum* oder nur Stämme, die auf Chloroquin sensibel sind:
- Chloroquin, keine Prophylaxe (sofern saisonbedingt vertretbar) oder nur Stand-by-Therapie.

Länder der Gefährdungsklasse B

Geringes Risiko, nur wenige Chloroquin-resistente *Plasmodium falciparum* Stämme:
- Chloroquin plus Proguanil

Länder der Gefährdungsklasse C

Hohes Risiko; zahlreiche *Plasmodium falciparum* Stämme, die gegen Chloroquin und/oder Sulfadoxin/Pyrimethamin resistent sind:
- Mefloquin

Malaria

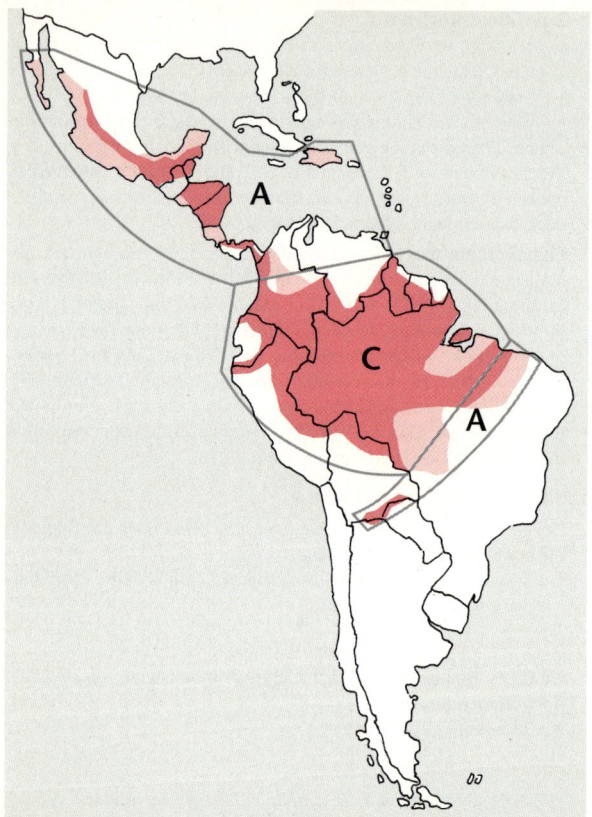

Abb. 11: Malaria-Verbreitung in Amerika.
  Gebiete mit eingeschränktem Infektions-Risiko.
  Gebiete in denen mit einer Malaria-Infektion gerechnet werden muß.
Für Zonen A und C unterschiedliche Prophylaxe-Empfehlungen, ☞ Text.
Nach WHO 2000.

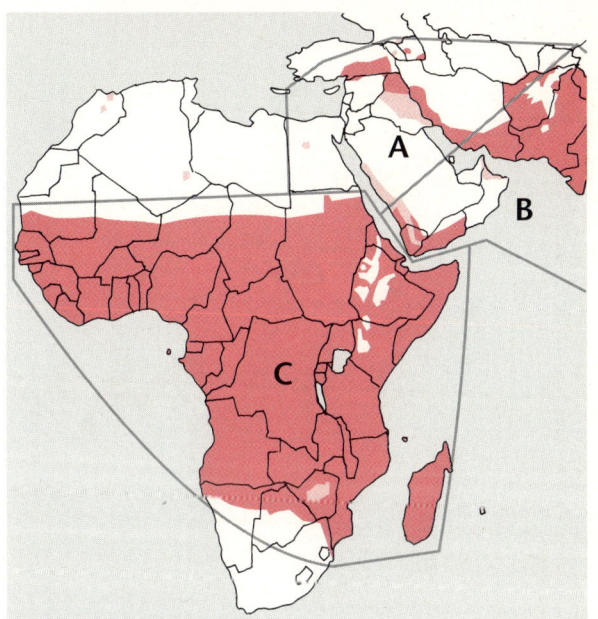

Abb. 12: Malaria-Verbreitung in Afrika und Orient.
▨ Gebiete mit eingeschränktem Infektions-Risiko.
▨ Gebiete in denen mit einer Malaria-Infektion gerechnet werden muß.
Für Zonen A, B und C unterschiedliche Prophylaxe-Empfehlungen, ☞
Text. Nach WHO 2000.

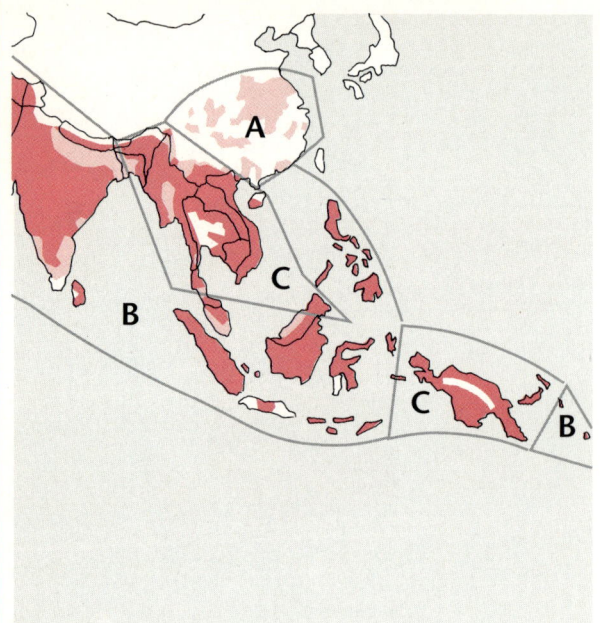

Abb. 13: Malaria-Verbreitung in Indien und Fernost.
  Gebiete mit eingeschränktem Infektions-Risiko.
  Gebiete in denen mit einer Malaria-Infektion gerechnet werden muß.
Für Zonen A, B und C unterschiedliche Prophylaxe-Empfehlungen, ☞
Text. Nach WHO 2000.

- oder: Chloroquin plus Proguanil
- oder: Doxycyclin.

In den letzten beiden Fällen sollte zur Sofortbehandlung vorsichtshalber eine Stand-by-Therapie mitgeführt werden (s. u.).

Besondere Personengruppen

Schwangere und stillende Mütter: Prophylaxe unbedingt notwendig. Chloroquin und Proguanil sind gut verträglich, Mefloquin und Doxycyclin sind kontraindiziert. Intensive Aufklärung, verzichtbare Aufenthalte in malariagefährdeten Gebieten unterlassen. Bei Auftreten verdächtiger Symptome sofort ärztliche Hilfe aufsuchen!

Cave: Nach Mefloquineinnahme Schwangerschaftsverhütung für drei Monate!

Kinder: Kinder bedürfen einer ebenso gewissenhaften Prophylaxe wie Erwachsene. Gerade Säuglinge und Kleinkinder sind von besonders schwer verlaufenden Malariaerkrankungen bedroht. Maßnahmen der Expositionsprophylaxe (Verhütung von Mückenstichen) sollten sorgfältig beachtet werden.

- Mefloquin ist für Säuglinge unter 5 Monaten nicht empfohlen; Doxycyclin für Kinder bis zu 8 Jahren kontraindiziert (bleibende Zahnverfärbungen) (☞ Tab. 9).

Reisende mit speziellen Tätigkeiten: Angehörige von Berufen bzw. Betreiber von Sportarten, die besondere Anforderungen an die Feinkoordination stellen, wie:

- Piloten, Flugpersonal, Bus- und andere gewerbliche Fahrer sowie Urlaubs- und Berufstaucher sollten **kein Mefloquin** (Alternativen s. o.) benutzen.
- Vor Reisen in Länder der Gefährdungsklasse C intensive Aufklärung, unter Umständen Verordnung einer Stand-by-Therapie.

Therapie

Auf die Darstellung der Therapie der akuten Malaria wird hier aus Platzgründen verzichtet. Für die S**tand-by-Therapie** kann mitgegeben werden (s. a. Tab. 11 a-c):

Malaria

Ländergruppe A:

- Chloroquin (z.B. Weimerquin®, Resochin®, Aralen®, Nivaquine®). Zu Beginn 600 mg Base (entspr. 4 Tbl.), dann je 300 mg nach 6 Stunden, am nächsten und am übernächsten Tag.

Ländergruppen B und C:

- Mefloquin (Lariam®). Initial 750 mg (entspr. 3 Tbl.), nach 8 Std. 500 mg und nach weiteren 8 Std. 250 mg.
- oder: Atovaquon plus Proguanil (Malarone®) je 4 Tabletten als Einzeldosis an 3 aufeinanderfolgenden Tagen.
- oder: Sulfadoxin-Pyrimethamin (Fansidar®): 1 x 3 Tbl. (s.u. Cave).
- oder (in Gebieten mit hoher Resistenz gegen Chinin): 8 mg Chininbase/kg dreimal täglich **plus** 100 mg Doxycyclin einmal täglich für 7 Tage.

Cave:

- Keine Form der Chemoprophylaxe stellt einen hundertprozentigen Schutz vor dem Auftreten einer Malariaerkrankung dar. Deshalb sollten **immer** auch alle Maßnahmen der Expositionsprophylaxe beachtet und angewandt werden. Chloroquin ist gut verträglich. Bei Anwendung länger als ein Jahr werden regelmäßige Netzhautkontrollen empfohlen.
- Mefloquin-Prophylaxe etwa 2 Wochen vor Abreise beginnen, um Unverträglichkeiten rechtzeitig festzustellen.
- Sulfadoxin/Pyrimethamin (Fansidar®) ist in Deutschland nicht mehr zugelassen, in Afrika südlich der Sahara jedoch zur Therapie noch erhältlich. Keine prophylaktische Anwendung!
- Halofantrin wird wegen der Gefahr der QTc-Zeit-Verlängerung und daraus resultierenden lebensbedrohlichen Arrhythmien nicht mehr zur stand-by-Therapie empfohlen.
- Mefloquin nicht in Kombination mit Medikamenten einnehmen, die die QTc-Zeit verlängern (Beta-Blocker, Kalziumantagonisten vom Verapamil-Typ)!
- In der Schwangerschaft kontraindiziert: Doxycyclin, Mefloquin (1. Trimenon), Halofantrin, Sulfadoxin/Pyrimethamin.

Tab. 9: Dosierung Malariaprophylaxe

Körper-gewicht (kg)	Alter (Jahre)	Chloroquin (mg Base/Woche)	Proguanil (Tbl./Tag)	Mefloquin (Tbl./Woche)	Doxycyclin (Tbl. à 100 mg/Tag)
< 5	< 3 Monate	25*	1 x ¼	nicht empfohlen	kontraindiziert
5–8	4–8 Monate	50*	1 x ¼	¼	kontraindiziert
9–14	8 Monate–2 Jahre	50*	¼-0-¼	¼	kontraindiziert
15–18	3–4	75*	½-0-¼	½	kontraindiziert
19–24	5–7	125*	½-0-¼	½	kontraindiziert
25–35	8–10	125*	½-0-½	¾	½ (nicht länger als 2 Wochen)
36–50	11–13	300*	1-0-½	1	¾ (nicht länger als 2 Wochen)
> 50	> 14	300*	2 x 1	1	1
Richtdosis		5 mg/kg/Wo	3 mg/kg/Wo	5 mg/kg/Wo	1,5 mg/kg/Tag
Einnahme-dauer nach Rückkehr		4 Wochen	2 Wochen	4 Wochen	4 Wochen

* **Cave:** Die angegebenen Werte sind ideale Dosierungen. Je nach verfügbarer Dosierungseinheit (Basengehalt pro Tablette, Basengehalt pro ml Sirup) sollte eher aufgerundet werden.

Tab. 10: Gebräuchliche Chloroquin-Präparate

Präparat	Chloroquin-Gehalt (Base)
Chloroquin 250 Berlin-Chemie®	155 mg/Tbl.
Resochin®	155 mg/Tbl.
Resochin® junior	50 mg/Tbl.
Weimerquin®	150 mg/Tbl.
Weimerquin® forte	300 mg/Tbl.
Weimerquin® Sirup	15 mg/ml Sirup

Malaria

Tabelle 11a: Stand-by-Therapie der Malaria mit *Chloroquin* (WHO-Zone A)*

Körpergewicht (kg)	Alter	Tag 1 (mg)	Tag 2 (mg)	Tag 3 (mg)
5–6	< 4 Mo.	50	50	50
7–10	4–11 Mo.	100	100	50
11–14	1–2 J.	150	150	50
15–18	3–4 J.	200	200	50
19–24	5–7 J.	250	250	100
25–35	8–10 J.	350	350	200
36–50	11–13 J.	500	500	250
> 50	ab 14 J.	600	600	300

* nur wenn nicht innerhalb von 24 Stunden ärztliche Hilfe aufgesucht werden kann!

Tabelle 11b: Stand-by-Therapie der Malaria mit *Atovaquon/Proguanil* (Malarone®) (WHO-Zonen B und C)*

Körpergewicht (kg)	Alter	Tag 1 (Tbl.)	Tag 2 (Tbl.)	Tag 3 (Tbl.)
< 10	nicht zu-gelassen			
11–20	1–5 J.	1	1	1
21–30	6–10 J.	2	2	2
31–40	11–15 J.	3	3	3
> 40	> 15 J.	4	4	4

* nur wenn nicht innerhalb von 24 Stunden ärztliche Hilfe aufgesucht werden kann!

Tabelle 11c: Stand-by-Therapie der Malaria mit *Mefloquin* (Lariam®) (WHO-Zonen B und C)*

Körpergewicht (kg)	Alter	Dosis 1 (Tbl.)	Dosis 2 (Tbl.) nach 6–24 h	Einmal-dosis (Tbl.)
< 5	< 3 Mo.	nicht empfohlen		
5–6	3 Mo.	¼	¼	¼
7–8	4–7 Mo.	½	¼	½
9–12	8–23 Mo.	¾	½	¾
13–16	2–3 J.	1	½	1
17–24	4–7 J.	1½	1	1½
25–35	8–10 J.	2	1½	2
36–50	11–13 J.	3	2	3
51–59	14–15 J.	3½	2	3½
≥ 60	> 15 J.	4	2	4

* nur wenn nicht innerhalb von 24 Stunden ärztliche Hilfe aufgesucht werden kann! Grundsätzlich 15 mg/kg Körpergewicht als Einzeldosis **oder** 25 mg/kg Körpergewicht in zwei geteilten Dosen (besser für Kinder).

Malaria

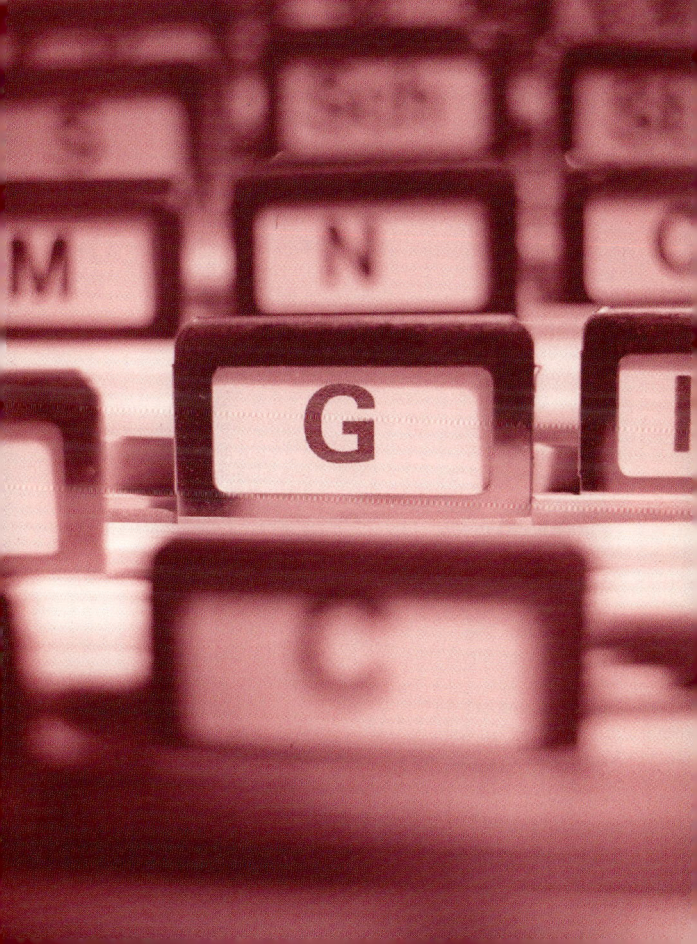

Index

Index

Quellennachweis der Kapitelanfangsphotos

Kapitel 1: O. Ungerer: Der gesunde Mensch, 6. Auflage, Verlag Handwerk und Technik 1996
Kapitel 2: E. Weimer, Aachen
Kapitel 3: D. Hiser, Tony Stone Bilderwelten, München
Kapitel 4: A. Messerschmidt, Lübeck